Sonntag

Ganzheitliche Osteopathische Therapie (GOT)

Diagnose und Behandlung

Philippe Druelle

Übersetzt von Gudrun Schneider-Muntau

87 Abbildungen

Sonntag Verlag · Stuttgart

Bibliografische Information
Der Deutschen Bibilothek

Die Deutsche Bibliothek verzeichnet diese Publikation in der Deutschen Nationalbibliographie; detaillierte bibliografische Daten sind im Internet über http://dnb.ddb.de abrufbar.

Anschrift des Verfassers:
Philippe Druelle D.O.
Collège d'Etudes Osteopathique CEO
5637, rue Stirling
Montreal, Quebec H3T 1R7
Kanada

Übersetzerin:
Gudrun Schneider-Muntau
Deutsches Osteopathie Kolleg
Tinning 19
83083 Riedering

Titel der Originalausgabe:
Le Traitement
Ostéopathique Général. Collège d'Études Ostéopathiques de Montréal (Québec) Canada
© 1989, 1999 Philippe Druelle

Wichtiger Hinweis: Wie jede Wissenschaft ist die Medizin ständigen Entwicklungen unterworfen. Forschung und klinische Erfahrung erweitern unsere Erkenntnisse, insbesondere was Behandlung und medikamentöse Therapie anbelangt. Soweit in diesem Werk eine Dosierung oder eine Applikation erwähnt wird, darf der Leser zwar darauf vertrauen, dass Autoren, Herausgeber und Verlag große Sorgfalt darauf verwandt haben, dass diese Angabe **dem Wissensstand bei Fertigstellung des Werkes** entspricht.
Für Angaben über Dosierungsanweisungen und Applikationsformen kann vom Verlag jedoch keine Gewähr übernommen werden. **Jeder Benutzer ist angehalten,** durch sorgfältige Prüfung der Beipackzettel der verwendeten Präparate und gegebenenfalls nach Konsultation eines Spezialisten festzustellen, ob die dort gegebene Empfehlung für Dosierungen oder die Beachtung von Kontraindikationen gegenüber der Angabe in diesem Buch abweicht. Eine solche Prüfung ist besonders wichtig bei selten verwendeten Präparaten oder solchen, die neu auf den Markt gebracht worden sind. **Jede Dosierung oder Applikation erfolgt auf eigene Gefahr des Benutzers.** Autoren und Verlag appellieren an jeden Benutzer, ihm etwa auffallende Ungenauigkeiten dem Verlag mitzuteilen.

© Für die deutsche Ausgabe 2004
Sonntag Verlag in
MVS Medizinverlage Stuttgart GmbH & Co. KG,
Oswald-Hesse-Straße 50
70469 Stuttgart

Unsere Homepage: www.sonntag-verlag.com

Printed in Germany 2004

Fotos: Guy Baudon
Umschlaggestaltung: Thieme Verlagsgruppe
Umschlagfoto: Philippe Druelle, Montreal
Satz: Satzpunkt Ewert GmbH, Bayreuth
Druck: Druckhaus Götz GmbH, Ludwigsburg

ISBN 3-8304-9057-7   1 2 3 4 5 6

Geschützte Warennamen (Warenzeichen) werden **nicht** besonders kenntlich gemacht. Aus dem Fehlen eines solchen Hinweises kann also nicht geschlossen werden, dass es sich um einen freien Warennamen handele.
Das Werk, einschließlich aller seiner Teile, ist urheberrechtlich geschützt. Jede Verwertung außerhalb der engen Grenzen des Urheberrechtsgesetzes ist ohne Zustimmung des Verlages unzulässig und strafbar. Das gilt insbesondere für Vervielfältigungen, Übersetzungen, Mikroverfilmungen und die Einspeicherung und Verarbeitung in elektronischen Systemen.

Die Ganzheitliche Osteopathische Therapie (GOT) ist eine ausgezeichnete therapeutische Vorgehensweise für die umfassende Untersuchung und Normalisierung von Verspannungsmechanismen im Körper, die den Organismus daran hindern, seine natürlichen Funktionen zu erfüllen.

Inhalt

Vorwort zur deutschen Ausgabe 1

Palpatorische und therapeutische Ziele der GOT 3
Physiologische Erklärung 5
Ursachen für die Bombardements der Nervenreize 6
Der Federeffekt (Definition nach Druelle) 6

Untersuchungsprotokoll 7
Behandlungsprotokoll 7

Im Dialog mit dem Gewebe 9

Tipps für die Durchführung der GOT 11
Allgemeine Methodologie 11
Klinische Indikationen 11
Kontraindikationen 11
Durchführung der Methode 12
Für die GOT wesentliche osteopathische Techniken 12
Reziproker Spannungsaufbau in den Geweben 12
Balancepunkt und Still Point 13

Ablauf der Sequenzen 16

Erste Behandlungsserie: Patient in Rückenlage 16

Untere Extremität und Becken 16
1. Sequenz 16
2. Sequenz 18
3. Sequenz 23
4. Sequenz 26
5. Sequenz 26
6. Sequenz 28

Obere Extremität und Thorax 31
7. Sequenz 31
8. Sequenz 34
9. Sequenz 36
10. Sequenz 39
11. Sequenz 41
12. Sequenz 42
13. Sequenz 44
14. Sequenz 48
15. Sequenz 49

16. Sequenz ... 50
17. Sequenz ... 51

Zweite Behandlungsserie: Patient in Bauchlage ... 52

Untere Extremität ... 52
18. Sequenz ... 52
19. Sequenz ... 53
20. Sequenz ... 57
21. Sequenz ... 58
22. Sequenz ... 59
23. Sequenz ... 63
24. Sequenz ... 63
25. Sequenz ... 65
26. Sequenz ... 67
27. Sequenz ... 67
28. Sequenz ... 69
29. Sequenz ... 70
30. Sequenz ... 72
31. Sequenz ... 74

Dritte Behandlungsserie: Patient im Liegen und Sitzen ... 76
32. Sequenz ... 76
33. Sequenz ... 77
34. Sequenz ... 77

Schlussfolgerung ... 82

Literatur und Quellen ... 83

Deutsches Osteopathie Kolleg GmbH ... 84

Der Autor ... 86

Sachverzeichnis ... 87

Vorwort zur deutschen Ausgabe

Die Allgemeine Osteopathische Behandlung – AOB, zunehmend bekannt als Ganzheitliche Osteopathische Therapie – GOT (in Anlehnung an die amerikanische Bezeichnung *General Osteopathic Treatment*) ist eine außergewöhnlich wirksame Vorgehensweise, mit der Patienten untersucht und behandelt werden können. Häufig wird sie auch eingesetzt, um eine bessere Körperreaktion des Patienten auf die Veränderungen, die durch eine osteopathische Behandlung hervorgerufen werden, zu ermöglichen. Darüber hinaus ist es eine ausgezeichnete Methode, mit der dem Studenten ermöglicht wird, sich mit der osteopathischen Arbeitsweise vertraut zu machen.

Die GOT ist ein wichtiger Bestandteil der osteopathischen Tradition. Die ersten Aufzeichnungen wurden bereits 1899 gemacht. Viele große Osteopathen wie Carl Philip McConnell D.O., John Martin Littlejohn D.O., Gordon Zink D.O. etc. haben ihre Nützlichkeit hervorgehoben und dokumentiert [1].

Wir genossen das Privileg von John Wernham D.O. persönlich in dieser Methode unterrichtet zu werden; er wandte die GOT routinemäßig bei jedem Patienten an.

Die GOT ist für Studenten der Osteopathie ein hervorragendes pädagogisches Handwerkszeug. Sie lernen damit, mit ihrem Körper, nicht nur mit den Händen zu arbeiten, ihre Sinneswahrnehmung zu verbessern, damit sie in der Lage sind, die Dichte, die Flexibilität, die Mobilität der verschiedenen Teile des Körpers effizienter palpieren zu können. Sie lernen durch die GOT, spezifischer zu sein und trotzdem im Volumen zu arbeiten, eher mit Präsenz und nicht mit Kraft zu arbeiten. Die GOT ist eine wichtige Etappe in der Ausbildung zum Osteopathen, um zu lernen, mit den Geweben einen Dialog aufzubauen, die Normalität zu erkennen und den Sitz und die Ursache der Dysfunktion aufzuspüren.

Diese therapeutische Methode ermöglicht es, die Studenten darauf vorzubereiten, die osteoartikulären Adjustierungen mit dem richtigen Kraftaufwand zum rechten Zeitpunkt durchzuführen, indem sie das reziproke Gleichgewicht der Gewebe respektieren.

Die GOT ist Grundlage und Erbe der traditionellen Osteopathie. Im Laufe der Jahre wurde sie manchmal auch missverstanden. Es handelt sich bei dieser Behandlung um keine segmentale Mobilisierung. Die GOT hat zwar eine normalisierende Wirkung auf die nervalen Segmentationen, aber sie baut auch einen Dialog mit allen Komponenten (dem vaskulären, lymphatischen, faszialen, nervalen

u. a. Aspekt) der lebenden Gewebe auf. Sie kann auch für die Normalisierung und Rehabilitation der Propriozeptoren und Mechanorezeptoren sehr effizient eingesetzt werden.

Mit wachsender Erfahrung entwickelt sich die Qualität unsere Palpation stets weiter und wir werden uns immer bewusster über das, was wir tun. Die GOT ist ein wertvolles Werkzeug, um mit dem Leben in den Geweben und mit dem „Getriebe" der Mechanismen, die diese Gewebe beleben, in Dialog zu treten.

Ziel dieses Buches ist es den leidenden Menschen zu helfen und den Studenten und Kollegen eine verbesserte Palpation zu ermöglichen. Wie schon Andrew Taylor Still angeregt hat [2], ist der beste Weg die Osteopathie weiterzugeben, die eigenen Hände auf die Hände des Studenten zu legen, um ihm zu helfen, die Sprache des Lebens in der lebenden Materie zu verstehen. Dieses pädagogische Konzept ist grundlegend. Die GOT ermöglicht den Studenten, besser mit den Patienten zu arbeiten und das Instrument zu entdecken, das wir als Therapeut sind, zu Diensten der leidenden Menschen.

7. Dezember 2003   Philippe Druelle D.O.

Palpatorische und therapeutische Ziele der GOT

1. Einschätzen der Vitalität des Gewebes bezüglich seiner Federkraft, Spannkraft und Flexibilität, um eine präzise Diagnose zu erstellen. *Je mehr Flexibilität ein Gewebe aufweist, desto gesünder ist es* [2].

2. Aufspüren von Restriktionen in den Geweben, die die natürlichen physiologischen Bewegungen verlangsamen.

3. Einschätzen der osteoartikulären Einheiten, um mithilfe der Qualität der Reaktion der Gewebe auf die vom Osteopathen vorgeschlagene Bewegung physiologische und nichtphysiologische Läsionen aufzuspüren.

4. Ausfindig machen, woher der Impakt kam, der die Läsion auslöste. Liegt ein lokaler, regionaler oder entfernter Strain (eine verformende Spannung, die in den Geweben als Abdruck eingeprägt ist) vor? Es ist interessanter, den Verlauf, den Ursprung der traumatischen Krafteinwirkung zu finden als die von ihr ausgelöste Läsion zu palpieren.

5. Vorbereiten der weichen Gewebe und der Gelenkeinheiten auf eine osteoartikuläre Adjustierung.

6. Normalisieren der myofaszialen Ketten oder der Segmente, die sich in einem Erregungs- oder einem Verlangsamungszustand – in einem Zustand der Fazilitation oder der Inhibition – befinden.

7. Harmonisieren der reziproken Spannungen zwischen den verschiedenartigen Geweben, die anatomisch verbunden sind.

8. Teilweise oder vollständige Normalisierung der segmental fazilitierten Zonen, die Irvin Korr zufolge einem sog. „Bombardement" [3] von nervösen zentripetalen Reizen viszeralen Ursprungs unterliegen. Diese viszerosomatische Erregung setzt die Reizschwelle im Bereich der anderen benachbarten Nervenschaltkreise wie z. B. die facettären, spinalen und viszeralen Nerven, die Nerven der kleinen eingelenkigen Muskeln etc. herab.

9. Regulieren von Vitalstörungen, wenn die Viszera oder Organe schmerzhaft sind, ohne dass eine viszerale oder organische Läsion vorliegt. Es handelt sich dabei häufig um osteoartikuläre nichtphysiologische Läsionen, die zentrifugale somatoviszerale Nervenreize auslösen.

10. Stimulieren der verlangsamten Zonen. Jedes Mal, wenn wir eine fazilitierte Zone entdecken, finden wir auch eine inhibierte Zone in direkter Nachbarschaft oder in Entfernung.

11. Regulieren der myofaszialen Spannungen emotionalen und psychischen Ursprungs, die Dysfunktionen im Bereich der myofaszialen Ketten hervorrufen können.
12. Regulieren des Energiehaushalts. Die GOT hat eine dynamisierende oder eine beruhigende Wirkung. Dadurch wird eine bessere Autoregulation gewährleistet. Sie fördert die Normotonie (regelrechter, normaler Blutdruck).

Es ist schwierig, sämtliche Wechselbeziehungen zwischen den Synergien der verschiedenen Mechanismen des Organismus aufzuzählen. Die GOT ermöglicht eine funktionelle Harmonisierung zwischen den Dermatomen, den Myotomen, den Sklerotomen usw. in Beziehung zum Zentralnervensystem.

Der Osteopath kann Veränderungen der Dichte und der Mobilität der verschiedenen Segmente nach den verschiedenen Behandlungssequenzen beobachten.

Physiologische Erklärung

Eine osteopathische Läsion geht mit einer nervösen, medullären Segmentierung, deren Reizschwelle herabgesetzt ist, einher. Diese Zone reagiert also auf verschiedene Stimuli überempfindlich. Der Patient kommt mit Schmerzen und/oder Gewebeverspannungen, ausgelöst durch eine Nervenreizung unterschiedlichen Ursprungs, in die Praxis. Es ist die Aufgabe des Osteopathen als Ingenieur des Organismus, die Ursache oder die Ursachen der Dysfunktionen aufzuspüren.

Irvin M. Korr, Ph.D., erklärt dazu Folgendes:

> *Bei einer schweren osteopathischen Läsion sind viele Motoneuronen so nahe an der Reflexschwelle (selbst wenn die Person entspannt ist und bequem dasitzt), dass schon eine sehr leichte Stimulierung gleich welchen Ursprungs genügt, um eine Entladung dieser Motoneuronen auszulösen* [5].

Dieses medulläre Segment lenkt bei zusätzlichen Belastungen, Dysfunktionen oder traumatischen Ereignissen alle Bombardements der anderen Segmente auf sich.

> *Die osteopathische Läsion repräsentiert eine medulläre Zone, in der die physiologischen Schutzbarrieren der Motoneuronen (die Reflexschwelle ist normalerweise erhöht) abgeschwächt worden sind. Dies hat zur Folge, dass jeder weitere Reiz im betroffenen Bereich, unabhängig davon ob er respiratorischen, kutanen, viszeralen, artikulären, kortikalen oder anderen Ursprungs ist, bei seiner Passage eine Verspannung jener Muskeln auslösen wird, die ihre motorische Innervation vom betroffenen Rückenmarksegment erhalten. Mit anderen Worten: das Potenzial der Membran der Motoneuronen des verletzten Rückenmarksegments liegt ganz nahe an der Entladungsschwelle. Infolgedessen entladen sich diese Neuronen als Reaktion auf Impulse, die üblicherweise keine Antwort nach sich ziehen* [5].

Die GOT ermöglicht in vielen Fälle, die Ursachen von Dysfunktionen zu normalisieren und damit die Reizschwelle zu verbessern.

Ursachen für die „Bombardements" der Nervenreize

Dieser Beschuss von Reizen, den sog. „Bombardements", erfolgt im Bereich der Vorderwurzel im Rückenmark [3]. Das Vorderhorn ist ein bevorzugter Ort des Dialogs zwischen verschiedenen direkten oder indirekten Reizquellen:

- dem sympathischen System und den paravertebralen Ganglien,
- den Dermatomen, Myotomen und Sklerotomen,
- den Viszerotomen,
- den facettären, interspinalen Nerven, den Nerven der Bandscheiben, den spinalen Nerven etc.,
- den Ganglia coeliacum, mesentericum superius und inferius, dem Plexus hypogastricus etc.,
- dem parasympathischen System,
- dem autonomen Nervensystem etc.,
- dem Phrenikus-System.

Der Federeffekt (Definition nach Druelle)

Die Federung ist ein Effekt, der nur bei einem Lebewesen, in einem lebenden Körper, vorzufinden ist. Es handelt sich um eine angeborene Eigenschaft des lebenden Gewebes.

Der Federeffekt ist die in der lebenden Materie präsente Vitalität, die Reaktionsfähigkeit der Gewebe.

Bei einer Kompression oder Überdehnung der Gewebe führt der Osteopath die therapeutischen Griffe so durch, dass sich die betroffenen Gewebe in ihrer maximalen Spannkraft befinden.

Untersuchungsprotokoll

1. Der Patient wird über das Vorgehen des Osteopathen bei der GOT und die Wirkung der GOT aufgeklärt.
2. Der Osteopath sitzt oder steht bequem (stabile Körperhaltung, die der Ausgangsstellung im Tai Chi entspricht), er ist zentriert und arbeitet aufmerksam.
3. Der Osteopath baut in den Geweben oder in den Segmenten eine Vorspannung auf, um diese Regionen untersuchen und behandeln zu können.
4. In den betroffenen Geweben bzw. Regionen baut er eine Vorspannung auf. Dazu überschreitet er die Schwelle der motorischen Barriere, bis er zu einer Spannungszone kommt, die nahe an der osteoartikulären Barriere liegt. Der Osteopath spürt bei der Palpation einen Federeffekt, ein pneumatisches „Kissen".
5. Zur Beurteilung untersucht der Osteopath die Elastizitätskapazität, den Federeffekt der zu testenden und zu behandelnden Körperregionen. Der Aufbau der Vorspannung ist dann erfolgreich, wenn ein Federeffekt zu spüren ist, wenn die Gewebe elastisch sind, „federn" können. Je gravierender die Läsion im Gewebe und je größer das Trauma war, das auf die Gewebe einwirkte, desto weniger Federung wird es noch vorweisen. Diese Charakteristik ermöglicht dem Osteopathen die Diagnose.

> Die Rigidität ist das Resultat myofaszialer Verspannung somatischen, viszeralen oder zentralen Ursprungs oder sie wird durch eine osteoartikuläre Läsion ausgelöst. Im letzeren Fall ist keine Spannkraft bzw. Resilienz mehr vorhanden. Der Osteopath weiß, dass diese Region spezifisch zu behandeln ist.

Behandlungsprotokoll

Der Federeffekt wird eingesetzt, um Oszillationen (schwingende Körperbewegungen nach Aufbau der Vorspannung) in der Zone, in der die Vorspannung aufgebaut wurde, zu induzieren. Ziel ist, die erregten (fazilitierten) Zonen zu verlangsamen und die verlangsamten (inhibierten) Zonen zu stimulieren.

Bei osteoartikulären Läsionen müssen andere therapeutische Methoden angewandt werden. Die GOT bereitet Gelenke, Organe und Gewebe sehr effektiv auf weitere Normalisierungen vor. Am Ende einer Korrektur wird die GOT durchgeführt, um die sensorischen und motorischen Reize zu harmonisieren und um die therapeutischen Maßnahmen in die funktionelle Dynamik des Organismus zu integrieren.

1. Bei Vorliegen einer Überreizung (Fazilitation) verlangsamt der Osteopath die Amplitude der Oszillationen und steigert den Rhythmus, bis die Verspannungen abklingen.
2. Im Fall einer Verlangsamung (Inhibition) mäßigt der Osteopath den Rhythmus. Er führt Oszillationen in der Zone der Vorspannung durch, bis er spürt, dass die Vorspannung deutlicher wird. Von diesem Zeitpunkt an steigert er die Oszillationen nach und nach, um die verlangsamte Zone zu stimulieren.
3. Im Fall einer Entzündung ist es von therapeutischem Vorteil, die verlangsamte Zone zu stimulieren, anstatt die erregte Zone zu inhibieren.
4. Man sollte aufmerksam arbeiten, mit den Geweben des Patienten in Dialog treten und sich auf die Persönlichkeit des Patienten einlassen.
5. Der Dialog mit den Geweben ermöglicht das Auffinden eines Balancepunktes. Dies ist der entscheidende Auslösefaktor für das Lösen von Spannungen.
6. Der Balancepunkt befindet sich im Zentrum des Federeffekts. Um diesen Gleichgewichtspunkt herum konzentriert der Osteopath seine Oszillationen.

Im Dialog mit dem Gewebe

Im Laufe unserer Osteopathieausbildung lernen wir zahlreiche Techniken und Behandlungsabläufe, um osteopathische Läsionen, die Ursache für Schmerzen, Dysfunktionen und funktionelle Beschwerden sind, zu normalisieren.

Um einen therapeutischen Effekt zu erzielen, tritt der Osteopath in Dialog mit den Geweben und den Kräften, die diese Gewebe beleben. Ziel ist es, die Mobilität und die Funktion wieder anzuregen, damit die Wechselbeziehungen zwischen den Systemen und das Gleichgewicht des Organismus wiederhergestellt werden.

> Erst wenn der Osteopath mit den Geweben in Dialog tritt, wird aus der angewandten Technik eine therapeutische Geste.

Nicht der Osteopath, sondern die Gewebe des Patienten bestimmen den Zeitpunkt der Normalisierung. Der Still Point für die Faszien und die Elemente, aus denen der Primäre Respirationsmechanismus besteht, der Augenblick eines leichten Loslassens im Spannungsaufbau bei der Durchführung einer osteoartikulären Adjustierung, sind Zeugen der natürlichen Fähigkeit des Organismus sich selbst zu regulieren und den günstigsten Augenblick zu wählen, um wieder in die Körpergrundhaltung zurückzukehren. Der Osteopath bietet dem Körper innerhalb eines exakten Behandlungsablaufs lediglich einen präzisen Vorschlag an. Die angeborenen biodynamischen Kräfte eines jeden einzelnen Patienten bestimmen den Augenblick der Lösung des Problems, des sich Öffnens.

Nach Lösung der Spannungen (Strains), die sich im Gewebe eingeprägt haben, kann die Mobilität verbessert werden und die Vitalität in die behandelten Körperteile zurückkehren. Der Lebensfluss kann in den Geweben wieder ungehindert fließen, die natürlichen Kräfte sich wieder entfalten.

Wir haben während unserer Ausbildung und in unserer Praxis genügend Gelegenheit, dieses unendlich weite Feld der Empfindungen und der Gesetze des Lebens, die aus dem Dialog mit den Geweben resultieren, zu entdecken. Auf diese Weise wird aus der Technik eine therapeutische Geste, die in einer logischen Folge abläuft. Sie wird immer individuell auf die eine Person, die sich uns zur Behandlung anvertraut hat, zugeschnitten sein, unabhängig davon, welche Symptome oder Krankheiten dieser Patient aufweist.

> Wir behandeln die Menschen in ihrer Gesamtheit, wir behandeln keine Krankheiten.

Die GOT ist eine ausgezeichnete Methode, um zu lernen, wie man die Qualität der Reaktion des Organismus einschätzt und die Ursachen der Dysfunktionen behandelt.

Tipps für die Durchführung der GOT

1. Der Osteopath arbeitet mit seinem ganzen Körper, um das zu behandelnde Gewebe in Spannung zu versetzen und die Oszillationen durchzuführen.
2. Es ist wichtig, die Gewebe und ihre Veränderungen sorgfältig „abzuhorchen".
3. Der Dialog mit den Geweben und die Anpassung an die Veränderungen sind wichtig, damit die Verspannungen in den Geweben beseitigt werden können.

Allgemeine Methodologie

Klinische Indikationen

- Die GOT bereitet die Gewebe auf osteoartikuläre Adjustierungen, auf durale, myofasziale und viszerale Normalisierungen vor.
- Die GOT normalisiert muskuläre Verspannungen, Muskelspasmen sowie Faszienverspannungen.
- Die GOT reguliert sowohl überreizte als auch verlangsamte Gewebe oder Systeme.
- Die GOT verbessert die Wechselbeziehung zwischen den Systemen.
- Die GOT ermöglicht nach einer Normalisierung und Adjustierung die Integration der Behandlung im gesamten Körper.
- Die GOT kann zu Beginn und/oder am Ende einer osteopathischen Behandlung durchgeführt werden, wenn nichtphysiologische artikuläre, viszerale, kraniosakrale oder myofasziale Läsionen vorliegen.
- Vor der GOT ist es ratsam, eine nichtphysiologische osteoartikuläre, durale und/oder viszerale Läsion zu beseitigen.

Kontraindikationen

Knochenbrüche, Hauterkrankungen sowie Gewebeentzündungen, Arteriitis (Arterienentzündung), offene Wunden etc.

- Isolierte, akute Entzündungen dürfen nicht stimuliert werden.

Durchführung der Methode

- Der Patient wird in Rückenlage gebracht.
- Das rigidere (unbeweglichere) Bein wird bestimmt.
- An diesem Bein wird mit der GOT begonnen.
- Auf der gleichen Körperseite wird anschließend auch der Arm behandelt.
- Danach wird die andere Körperseite behandelt.
- Die Behandlung wird mit gleichem Ablauf auf beiden Seiten in Bauchlage fortgesetzt; es wird stets mit der rigideren Seite begonnen.
- Die Behandlung wird mit der Sequenz im Sitzen beendet.

> Die GOT kann auch gesondert durchgeführt werden, dabei müssen jedoch mindestens fünf Sequenzen erfolgen, einschließlich der Sequenz, die mit der betroffenen Region direkt zusammenhängt.

Dieses Arbeitsbuch zeigt eine Abfolge von Sequenzen. Sie können jedoch das gleiche Konzept und die gleiche therapeutische Methode in jedem beliebigen Bereich des Muskelskelettsystems anwenden.

Für die GOT wesentliche osteopathische Techniken

Reziproker Spannungsaufbau in den Geweben

Während der myofaszialen Arbeit baut der Osteopath in Faserrichtung eine Vorspannung auf, um eine Reaktion in diesen angesprochenen Geweben zu erhalten.

Es gibt mehrere Möglichkeiten, eine myofasziale Behandlung durchzuführen: Verstärkung der Läsion, Myofascial Release, Muscle Energy, Strain-Counterstrain, reziproker Spannungsaufbau, Induktion etc.

Bei all diesen Methoden wird immer der Aufbau der Vorspannung benutzt, um eine spontane und passende Reaktion in den Geweben auszulösen.

1. Bei der GOT spielt der Aufbau der Vorspannung eine ganz wesentliche Rolle. In diesem Bereich werden die Oszillationen durchgeführt, die in Faserrichtung induziert werden.

2. Der Osteopath sucht die Zone, die zwischen extremer Spannung und Entspannung liegt, wo die Fasern, die Faszien oder das Segment der Extremität die beste Federung, die größte Spannkraft, den so genannten Federeffekt aufweisen.
3. Es ist wichtig, niemals diesen Federeffekt zu blockieren!
4. Je mehr ein Gewebe durch eine Spannung beeinträchtigt oder durch eine traumatische, emotionale oder metabolische Läsion betroffen ist, desto schlechter wird der Federeffekt sein.

Je größer die palpierte Rigidität ist, je weniger Federung in den Geweben vorhanden ist, desto störender und schädlicher wird die Läsion für den Organismus sein.

Balancepunkt und Still Point

Der Balance- oder Gleichgewichtspunkt ist ein natürliches Phänomen, das den verschiedenen Teilen einer Einheit ermöglicht, ein reziprokes Spannungsgleichgewicht wiederzuerlangen. Dies geschieht sowohl in der Normalität als auch in der Läsion immer dann, wenn der Osteopath dem Körper ein neues Gleichgewicht vorschlägt.

Der Balancepunkt baut sich kurz vor dem Still Point auf.

Nachdem der Osteopath die Spannungsrichtung in den Faszien gespürt hat und ihr gefolgt ist, hat er während des Balancepunktes im Bereich der angesprochenen Gewebe ein Gefühl des „Schwimmens" unter seinen Fingern.

Während des Still Point spürt er eine Stille in den Geweben. Er hat das Gefühl, dass alle lokalen und peripheren Gewebe angesprochen werden, in Dialog getreten sind und unter leichter Spannung stehen, aber äußerlich regungslos sind.

Die Gesamtheit der Gewebe konzentriert während des Still Point ihre biologische und biodynamische Aktion auf die Stelle des reziproken Gleichgewichtspunktes, aber die Gesamtheit des Organismus ist angesprochen.

Die Physiologie des Organismus reagiert in diesem Augenblick und benutzt diesen Stützpunkt, den der Osteopath während des Balancepunktes angeregt hat, um autonom zu werden und die Spannungen bzw. Strains (die mechanischen Behinderungen), die den Geweben schaden, zu lösen. Dies erfolgt während des Still Point.

In diesem Augenblick wird die biodynamische, angeborene Kraft, die dem Leben eigen ist, die verletzten Gewebe wieder „bewohnen". Sind die Läsionen und Verspannungen beseitigt, können die Gewebe ihre natürlichen Funktionen wieder aufnehmen.

In der GOT vermischen sich Balancepunkt und Federeffekt. Der Osteopath sucht im Innern der motorischen Barriere in der muskulären Spannkraft einen Federbereich, der zwischen der osteoartikulären Barrieregrenze und der muskulären Entspannung liegt.

Der Osteopath findet die beste Stellung für einen wirkungsvollen Federeffekt in einer Region, die sich in einem gesunden Gewebe normalerweise in folgendem Bereich befindet:

- 1/3 in der osteoartikulären Barriere
- 2/3 in der motorischen Barriere

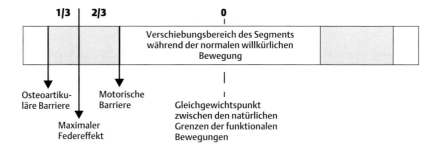

Dieser Federeffekt befindet sich in einem sehr gesunden Gewebe etwa auf halbem Wege. Bei einem myofaszialen Strain, wenn die eingedrungene Läsionskraft in den Fasern eingeprägt ist, kann der Federeffekt schon unmittelbar an der Grenze der motorischen Barriere liegen. Sind die Gewebe jedoch als Folge einer osteoartikulären traumatischen Läsion, die in umgekehrter Richtung erfolgte, sehr rigide, kann man nicht bis an die normale motorische Barriere gehen.

Die lebenden Gewebe des Organismus besitzen die fundamentale Eigenschaft, einen reziproken Spannungsausgleich zwischen den einzelnen Verspannungen im Gewebe herstellen zu können.

Dieser Punkt des reziproken Spannungsausgleichs wird Balancepunkt genannt.

Dieser Gleichgewichtspunkt wird in dem Augenblick zu einem Fulkrum, wenn der Organismus entscheidet, ihn als Stützpunkt einzusetzen. Die biodynamische Kraft kann sich jetzt voll entfalten, um den Strain, der die Läsion aufrechterhält, zu destabilisieren.

Die Hand des Osteopathen ermöglicht das Gleichgewicht in der Läsion, der Organismus kann sich jetzt einschalten, um die Ursache des Problems zu normalisieren [4].

Ablauf der Sequenzen

Erste Behandlungsserie: Patient in Rückenlage

Untere Extremität und Becken

1. Sequenz

Der Osteopath drückt beide Fußgewölbe gegen seine Oberschenkel. Er umfasst mit beiden Händen den vorderen Abschnitt des oberen Sprunggelenks, genau im Schienbeinbereich.

Er sucht den Balancepunkt, der zwischen der Stellung der maximalen Dorsalflexion und der Ruhestellung liegt. Diese Zone im Zentrum der aufgebauten Vorspannung erhöht die Resilienz der Gewebe, den so genannten Federeffekt. Der Osteopath macht mit seinem Körper Schaukelbewegungen nach vorne und hinten und induziert Oszillationen. Gleichzeitig hält er diese elastische Spannung, den Federeffekt, aufrecht. Der Osteopath achtet während der rhythmischen Oszillationen darauf, die beiden Füße nicht in eine symmetrische Dorsalflexion zu zwingen, falls beide Beine nicht die gleiche Rigidität aufweisen.

Nach kurzer Zeit ändern sich die Oszillationsbewegungen. Dieser Wechsel ist identisch mit einem Loslassen der Spannungen der oberflächlichen und tiefen Kontrakturen. Der Osteopath beendet diese Sequenz, wenn er spürt, dass die Gewebe entspannter und elastischer sind. Er registriert, dass sich der Bewegungsausschlag mit dem Nachlassen der Verspannungen oder der myofaszialen Kontrakturen vergrößert hat.

> Jede Sequenz der GOT dient sowohl der Untersuchung als auch der Behandlung.

Zu Beginn notiert der Osteopath den Unterschied zwischen den beiden Extremitäten.

Auf Seite der Rigidität palpiert er eine Bewegungseinschränkung. Das ist das klinische Zeichen einer Verlangsamung, einer Verspannung oder einer lokalen oder entfernten osteoartikulären Läsion.

Beispiel: Kann der Osteopath keine normale Dorsalflexion ausführen, deutet das darauf hin, dass die Faszien den Fuß in einer Plantarflexion zurückhalten oder dass es sich um einen anterior blockierten Talus oder eine posterior stehende Tibia in einer traumatisch bedingten osteoartikulären Läsion handelt.

> Bleibt am Ende aller Sequenzen eine Restriktion bestehen, liegt entweder eine osteoartikuläre Läsion oder eine Läsion in Entfernung vor, die die Faszien auf lokaler Ebene beeinträchtigt.

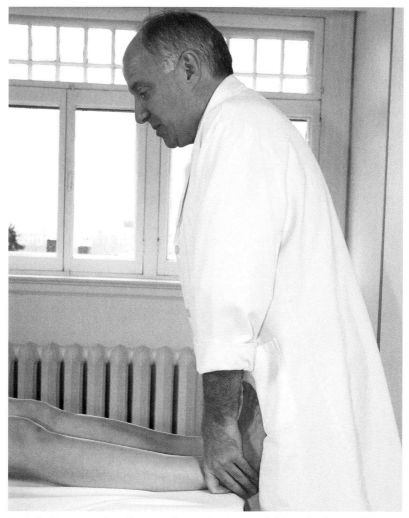

◉ 1 1. Sequenz: Der Osteopath ermittelt das rigidere (unbeweglichere) Bein. Die Behandlung beginnt mit der rigideren Extremität.

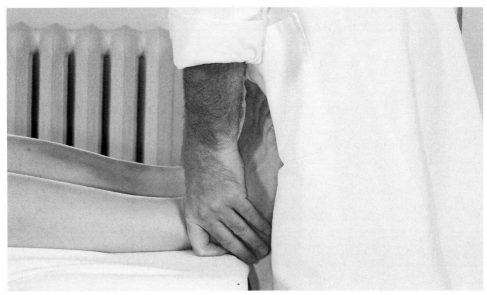

◉ 2 2. Sequenz: Der Osteopath induziert Oszillationen in Richtung der größten Spannung.

2. Sequenz

Der Osteopath beginnt mit der rigideren unteren Extremität. Er legt ein Kissen unter das Knie, um damit das Bein vom Großteil des Eigengewichts, das beim Aufbau der longitudinalen Spannung der Faszien stören würde, zu entlasten.

Der Osteopath neigt seinen Körper nach hinten und induziert dadurch eine Dehnung des Beins. In dieser Stellung führt er durch Schaukelbewegungen seines Körpers Oszillationen in diesem Bereich durch:

1. Zuerst oszilliert er allgemein das betroffene Gebiet,
2. anschließend oszilliert er im Zentrum des Fußrückens vom oberen Sprunggelenk ausgehend Richtung Mittelfußknochen.
3. Jetzt geht er das innere Fußgewölbe entlang, ausgehend vom oberen Sprunggelenk Richtung Metatarsus I: Talus/Os naviculare, Os naviculare/Os cuneiforme; Os cuneiforme I/Os metatarsale I.
4. Im Anschluss oszilliert er entlang des äußeren Fußgewölbes schrittweise von der Art. talocruralis bis zum Metatarsus V: Calcaneus/Os cuboideum, Os cuboideum/Os metatarsale V.

5. Abschließend spreizt der Osteopath nach und nach das vordere Quergewölbe.

> Mit beiden Daumen spreizt der Osteopath die kontaktierten Einheiten nach und nach, so lange, bis sich die Strukturen voneinander trennen. Allein durch das Oszillieren von vorne nach hinten öffnen sich die Daumen von selbst.

Es ist dabei wichtig, die longitudinale Vorspannung nicht zu verlieren, damit der unentbehrliche Federeffekt erhalten bleibt.

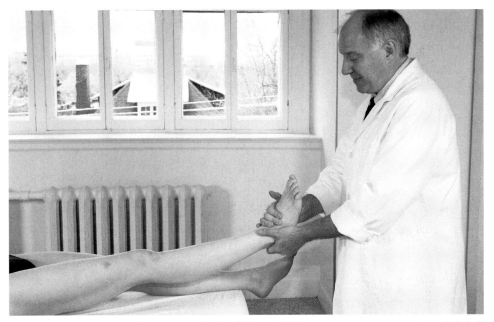

◉ 3 2. Sequenz: Bevor der Osteopath die GOT durchführt, muss er untersuchen, ob lokal, regional oder in Bereich des Beckens oder der Wirbelsäule die Rigidität größer ist.
Er sucht die Stellung mit der größten Rigidität mithilfe von Abduktion/Adduktion und Außen-/Innenrotation.

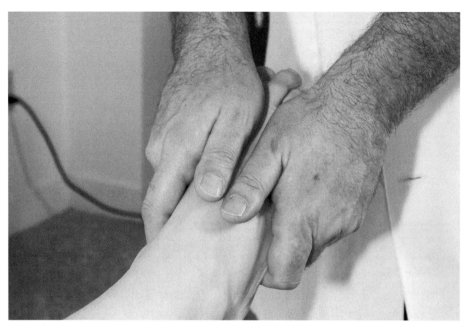

◉ 4 2. Sequenz: Es ist wichtig, während des Spreizens der Daumen die longitudinale Vorspannung, den Federeffekt, zu erhalten.

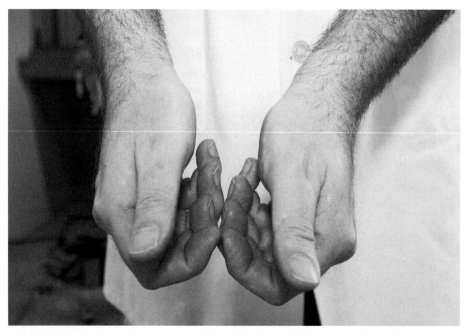

◉ 5 2. Sequenz: Detail der Handstellung, die Arme drehen sich während der Aktion rhythmisch leicht nach außen.

Untere Extremität und Becken **21**

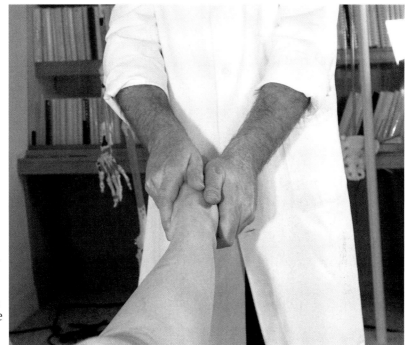

◉ 6
2. Sequenz:
Während der
Arbeit am
vorderen
Quergewölbe
sind die Arme
leicht ange-
winkelt.

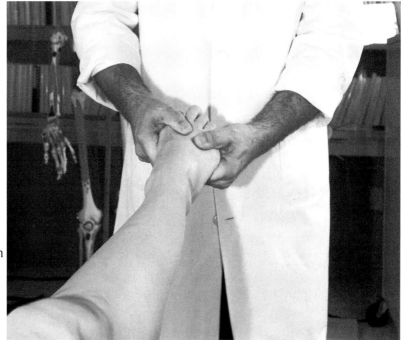

◉ 7
2. Sequenz:
Der Osteopath
steht in der
Achse (Ver-
längerung)
seiner thera-
peutischen
Handlung.

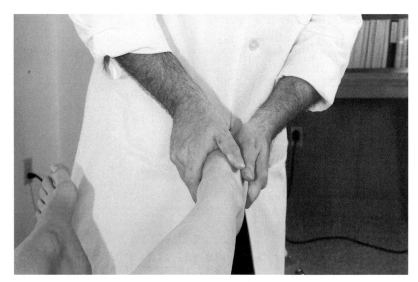

◉ 8 2. Sequenz: Der Osteopath wendet sich dem Gewölbe zu, das er behandelt. Der rechte Arm ist gestreckt, um die Oszillationen zu übertragen.

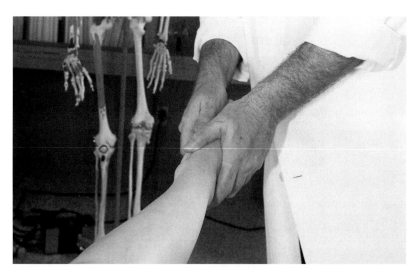

◉ 9 2. Sequenz: Die linke Hand hält das Bein. Das Innengewölbe ist eine wichtige Reflexzone und Sitz vieler lokaler und entfernter Verspannungen. Dieser Bereich ermöglicht uns beim Gehen Bodenunebenheiten auszugleichen.
Das äußere Längsgewölbe ist mehr für die Gewichtsverlagerung während des Gehens verantwortlich. Mithilfe dieses Vorgehens können wir die Gewebe ausgleichen und auf eine osteoartikuläre Adjustierung vorbereiten. Besonders das Gelenkpaar Os cuboideum/Os naviculare und Talus/Kalkaneus profitieren davon.

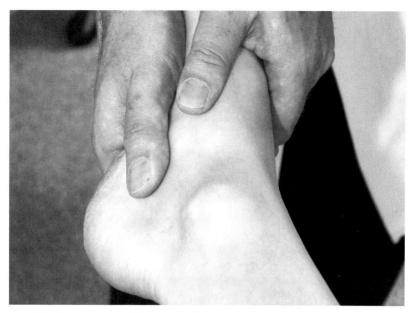

◉ 10 2. Sequenz: Detailansicht, Arbeit am Innengewölbe.

3. Sequenz

Der Osteopath beugt den Unterschenkel auf den Oberschenkel und den Oberschenkel auf den Bauch des Patienten. Er beugt seinen Oberkörper rhythmisch zum Kopfende und induziert dadurch Oszillationen.

> Der Federeffekt in der Vorspannung muss dabei immer aufrechterhalten bleiben.

Die Oszillationen werden folgendermaßen durchgeführt:

a) In Richtung Schulter.

b) Als erstes wird das Bein in Außenrotation an die motorische Barriere eingestellt.

c) Anschließend wird das Bein in Innenrotation an die motorische Barriere eingestellt.

Der Osteopath führt jede Bewegungsserie so lange durch, bis er eine Verbesserung des Bewegungsausschlags und eine Lösung der Verspannungen oder der myofaszialen Kontrakturen verspürt. Die Bewegungen werden freier, harmonischer, die Restriktion reduziert sich und der Schmerz lässt langsam nach.

Kann eine Bewegung, z. B. die Innenrotation, nicht durchgeführt werden, setzt der Osteopath eine der Innenrotation komplementäre Bewegungsrichtung, die Adduktion, für die Behandlung ein, um beispielsweise den M. piriformis zu dehnen. Nach einer Serie von Oszillationen wiederholt er die Sequenz mit der Innenrotation, die sich durch die Vorbehandlung verbessert hat.

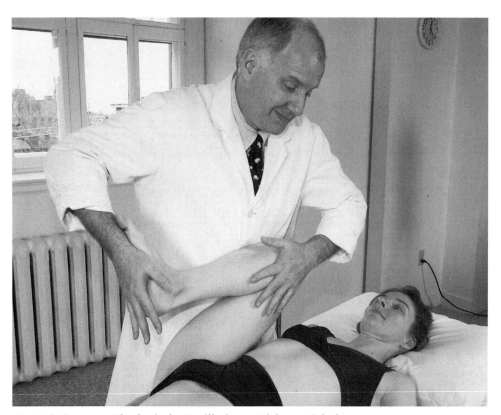

◉ 11 3. Sequenz: Rhythmische Oszillationen Richtung Schulter.

Untere Extremität und Becken **25**

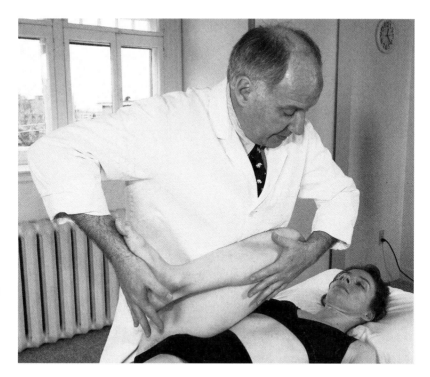

12
3. Sequenz: Einstellung des Beins in die Außenrotation an die motorische Barriere.

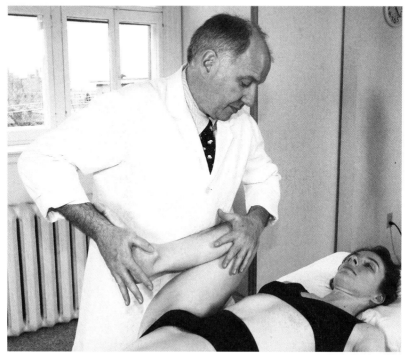

13
3. Sequenz: Einstellung des Beins in Innenrotation an die motorische Barriere.

26 Erste Behandlungsserie: Patient in Rückenlage

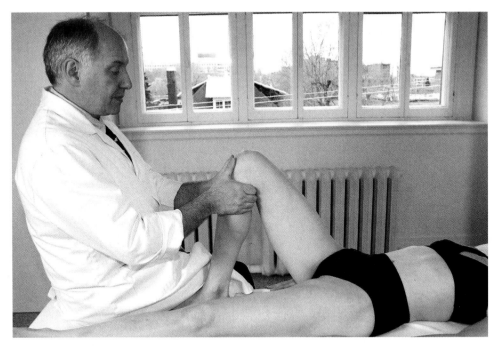

◉ 14 4. Sequenz: Der Osteopath kann abhängig von der Rigidität das Knie mehr nach lateral oder mehr nach medial einstellen.

4. Sequenz

Der Patient beugt sein Knie 90°. Der Osteopath zieht den oberen Unterschenkelbereich mit einer rhythmischen Bewegung seines Oberkörpers zu sich. Diese Geste baut in den Kreuzbändern und in der Kapsel des Kniegelenks eine leichte Spannung auf.

5. Sequenz

Der Osteopath steht seitlich vom Patienten. Er umfasst mit beiden Händen den Unterschenkel im Kniebereich. Der Fuß des Patienten liegt in seiner Achselhöhle. Die gebeugten Zeigefinger umfassen die Ansatzsehnen der ischiokruralen Muskulatur (Hamstrings) sowie die Fascia lata, die auf dem Wadenbeinköpfchen anheftet.

Der Osteopath führt Zirkumduktionen durch und setzt damit nach und nach die verschiedenen periartikulären, ligamentären und kapsulären Gewebestrukturen unter Spannung. Die Muskelsehnen werden nacheinander angesprochen, da sie alternierend unter Spannung gebracht werden. Erscheint eine Region rigider, zentriert

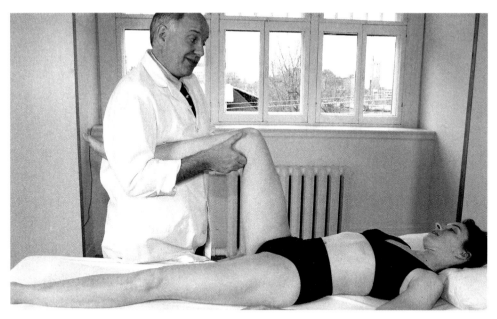

◉ 15 5. Sequenz: Der Osteopath leitet mithilfe seines Körpers Zirkumduktionen Richtung Schulter ein (verstärkte Innenrotation).

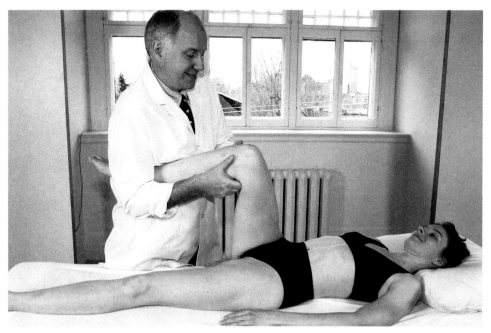

◉ 16 5. Sequenz: Verstärkte Außenrotation.

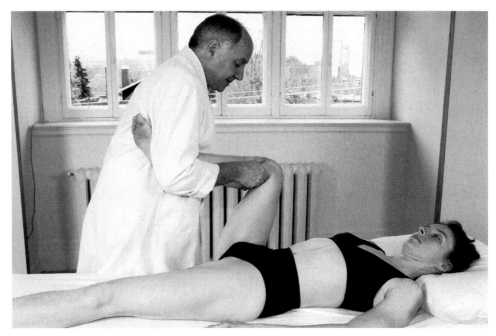

◉ 17 5. Sequenz

der Osteopath die Zirkumduktionen auf diesen Bereich. Die Oszillationen werden kleiner und schneller. Anschließend wiederholt er die Bewegungen mit einer größeren Amplitude.

Die Zirkumduktionen werden in beide Richtungen durchgeführt. Sie ermöglichen eine Harmonisierung der Spannung in den Geweben.

6. Sequenz

Der Osteopath führt im Bereich des Hüftgelenks, im lumbosakralen Bereich, im Iliosakralgelenk und im Bereich der Symphysis pubica Zirkumduktionen in beide Richtungen aus, damit die Außen- und Innenrotatoren, insbesondere die pelvitrochantäre Gruppe abwechselnd unter Spannung gebracht werden.

Der Osteopath legt seine Finger als Fixpunkt auf verschiedene Stellen, um den Dehnungseffekt zu erhöhen:

a) hinter den Trochanter,

b) über den Trochanter,

c) auf die iliolumbalen und lumbosakralen Bänder.

Untere Extremität und Becken

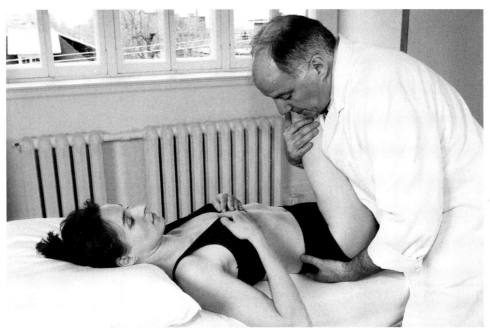

◉ 18 6. Sequenz: Die Finger der rechten Hand liegen als Fixpunkt hinter dem Trochanter.

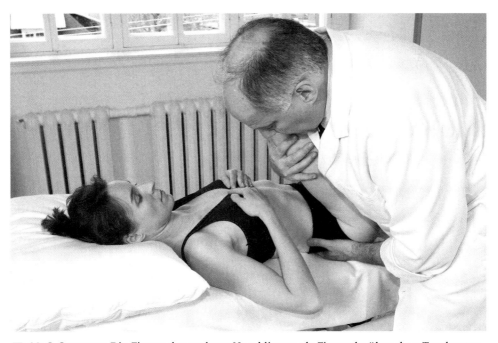

◉ 19 6. Sequenz: Die Finger der rechten Hand liegen als Fixpunkt über dem Trochanter.

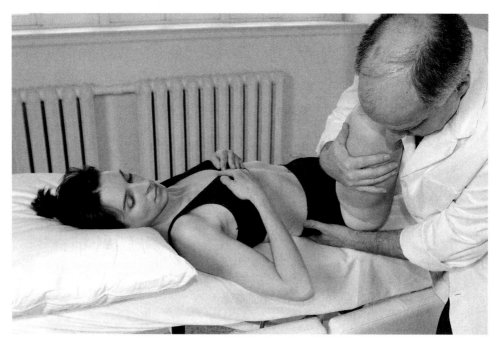

◉ 20 6. Sequenz: Die Finger der rechten Hand liegen auf den iliolumbalen und lumbosakralen Bändern.

Diese Sequenz ist ausgezeichnet dafür geeignet, um Verspannungen und myofasziale Kontrakturen zu beseitigen. Sie ermöglicht eine gute Vorbereitung auf osteoartikuläre Techniken im Bereich der Iliosakral- und Lumbosakralgelenke.

Durch diese Sequenz werden die Faszien sowie die Mm. piriformis, glutaeus maximus, glutaeus medius, obturatorius internus, die Fascia lata, der Tractus iliotibialis (Maissiat-Band), die Lamina iliotrochanterica mit ihren Gefäßen und Nerven, insbesondere dem N. ischiadicus, der bei 30 % der Menschen den M. piriformis durchbohrt, angesprochen. All diese Strukturen profitieren von der Entspannung.

Obere Extremität und Thorax

7. Sequenz

Der Osteopath legt den Unterarm des Patienten unter seine Achselhöhle. Auf diese Weise kann er im Arm eine axiale Vorspannung aufbauen, die Voraussetzung für die GOT ist.

In jedem sternokostalen Segment führt er rhythmische Oszillationen mit unterschiedlicher Amplitude aus. Die Amplitude richtet sich nach der Dichte und der Qualität der Reaktion der Gewebe auf die therapeutische „Anfrage".

Folgende Bereiche werden in dieser Sequenz bearbeitet:

a) Sternum,

b) Rippenknorpel,

c) Rippen.

> Der Osteopath variiert den Winkel der oberen Extremität, um die Spannung in der sternokostalen Etage aufzubauen, die er behandeln will.

Die Füße des Osteopathen stehen parallel zur Achse des Arms.

Diese Sequenz hat wie alle anderen gleichzeitig ein diagnostisches und ein therapeutisches Ziel.

> Jede Rigidität, die eine Weiterleitung der Oszillationsbewegungen verhindert, signalisiert das Vorhandensein einer Läsion.

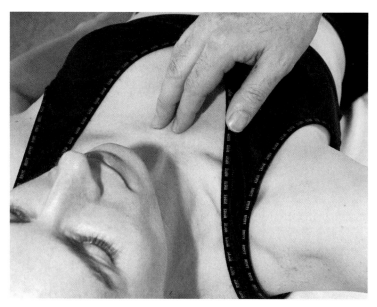

◉ 21 7. Sequenz: Der Osteopath baut die Vorspannung in der oberen Extremität des Patienten in der Achse des Fixpunkts auf. Dieser Fixpunkt wird durch die linke Hand des Therapeuten hergestellt. Die GOT erfolgt im Bezug zum Sternum, das als Fulkrum (Stützpunkt) für diese Sequenz dient.

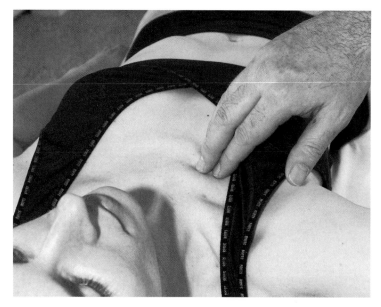

◉ 22 7. Sequenz: Die Aktion erfolgt im sternokostalen Knorpelbereich.

Obere Extremität und Thorax 33

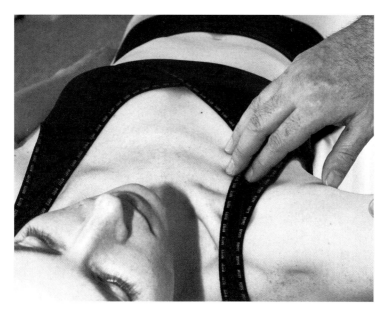

◉ 23 7. Sequenz: Die Aktion erfolgt in Richtung Rippe.

8. Sequenz

Die 8. Sequenz ermöglicht die Normalisierung des Schulterblatts und des Hemithorax. Sie behandelt die myofaszialen Anheftungen, die obere und mittlere Brustwirbelsäule und den obere Diaphragmabereich, der aus der Pleurakuppel gebildet wird.

Der Osteopath wölbt seine Hand und legt sie auf folgende Stellen:

a) auf den Innenrand der Skapula, um die erste Oszillationsserie durchzuführen. Dabei variiert er den Armwinkel: Führt er den Arm nach unten, werden die oberen mit der Skapula zusammenhängenden Muskeln angesprochen; führt er den Arm nach oben, werden die Muskelansätze im unteren Skapulabereich angesprochen;

b) seitlich, entlang der Dornfortsätze von TH_1 bis TH_6 (die Aktion produziert an dieser Stelle einen Effekt auf die nervösen Segmentierungen im Zusammenhang mit den Dermatomen, den Myotomen, den Sklerotomen, den Viszerotomen sowie auf den Abschnitt des N. splanchnicus). Dies erklärt den Einfluss der GOT auf Viszera und Organe.

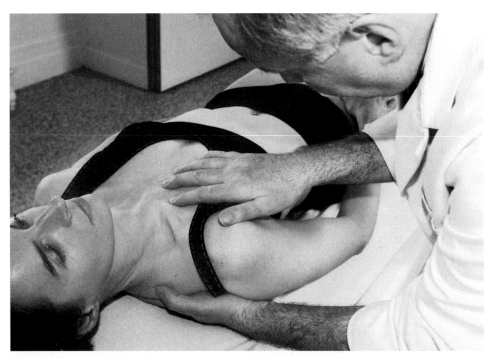

◉ 24 8. Sequenz: Allgemeine Einschätzung der Beweglichkeit des thorakalen Volumens, oszillierende Arbeit.

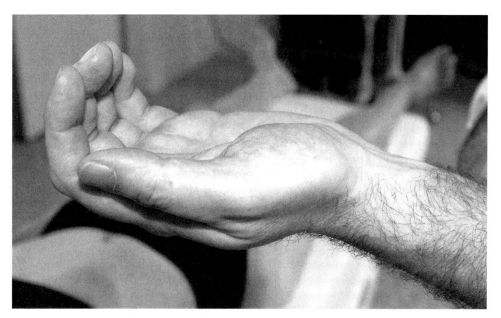

 25   8. Sequenz: Stellung der Hand, mediale Seite der Skapula.

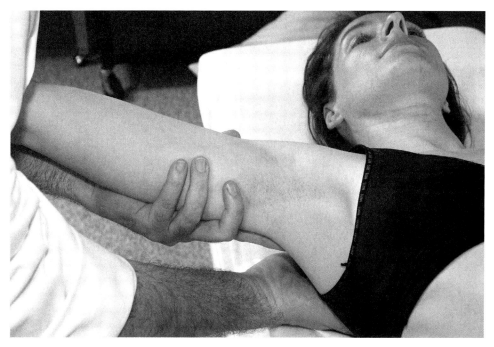

 26   8. Sequenz: Spannungsaufbau im Patientenarm, ohne ihn dabei zu komprimieren.

9. Sequenz

Der Arm des Patienten ist nach oben gestreckt, die Hand liegt auf der Schulter des Osteopathen. Dieser umfasst die Schulter des Patienten, während er seine Daumen an folgende Stellen legt:

a) in den Bereich der Art. acromioclavicularis;

b) auf die Klavikula, die er an den beiden Extremitäten hält;

c) auf die Innenseite der ersten Rippe, nahe an der Art. sternocostalis und auf den anteroexternen Rand;

d) auf die 2. Rippe, nahe an der Art. sternocostalis und auf den anteroexternen Rand;

e) auf die 3. Rippe, nahe an der Art. sternocostalis und auf den anteroexternen Rand.

Der Osteopath führt eine Serie von Oszillationen nach kranial durch, indem er seinen Oberkörper leicht nach hinten bewegt. Dann beugt er sich rhythmisch nach vorne und induziert dadurch eine Bewegung nach hinten, indem er eine longitudinale Vorspannung im Rippenbereich aufbaut. Der Osteopath hält diese Vorspannung in beide Richtungen aufrecht.

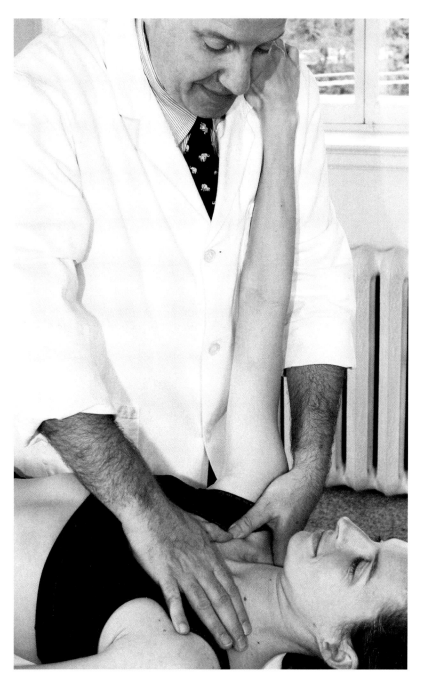

◉ 27 9. Sequenz: Die Daumen entfernen sich voneinander. Sie bilden einen festen, jedoch elastischen Referenzpunkt, während der Osteopath die zu behandelnde Region unter Spannung bringt. Er neigt seinen Oberkörper rhythmisch nach hinten, dadurch entstehen Oszillationen.

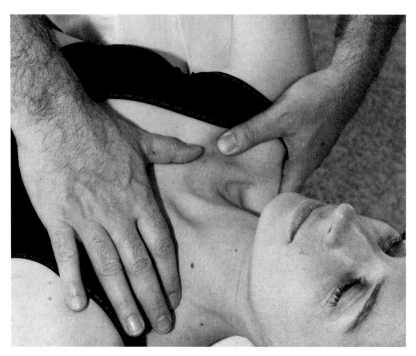

◉ 28 9. Sequenz: Dabei sollte kein Druck auf die Klavikula ausgeübt werden.

10. Sequenz

Der Aufbau der Vorspannung in der oberen Extremität ermöglicht es, Oszillationen zwischen Schulter und Ellenbogen und zwischen Schulter und Handgelenk zu induzieren. Der Osteopath führt die GOT zuerst in Pronations- und anschließend in Supinationsstellung durch. Er konzentriert sich dabei auf den Winkel, in dem er mehr Rigidität vorfindet.

Anschließend spreizt der Osteopath nach und nach die Handwurzel- und Mittelhandknochen mithilfe seiner Daumen, indem er rhythmische Oszillationen induziert. Er muss die Vorspannung konstant halten.

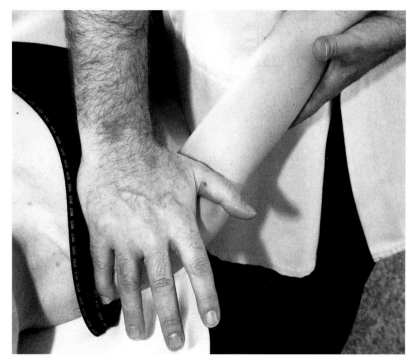

◉ 29 10. Sequenz: Der Osteopath vermeidet dabei, mit seiner rechten Hand die Klavikula zu berühren. Er bildet einen festen aber dennoch elastischen Referenzpunkt.

40 Erste Behandlungsserie: Patient in Rückenlage

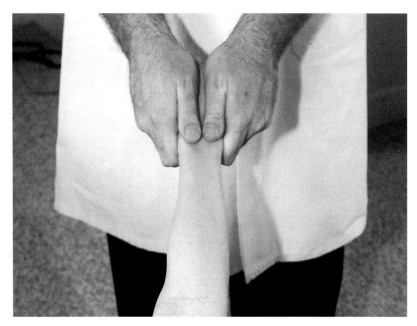

◉ 30 10. Sequenz: Spreizen der Handwurzelknochen.

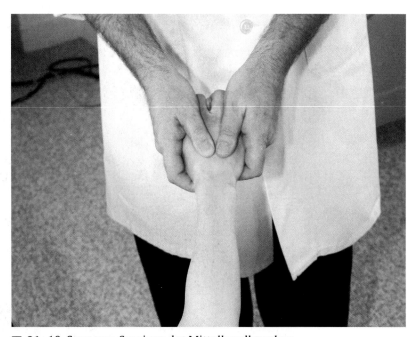

◉ 31 10. Sequenz: Spreizen der Mittelhandknochen.

11. Sequenz

Der Osteopath legt seinen Oberschenkel unter die Achsel des Patienten. Mit der Hand, die auf der Schulter des Patienten liegt, dirigiert er die Zirkumduktionsbewegungen in beide Richtungen.

Der Osteopath dreht seinen Oberkörper nach außen, als wolle er dem Patienten den Rücken zukehren. Dadurch wird im Arm des Patienten eine Vorspannung aufgebaut.

Diese therapeutische Geste ermöglicht es, rigide Gelenkzonen aufzuspüren, den Bewegungsausschlag zu testen und die Spannungen zu lösen.

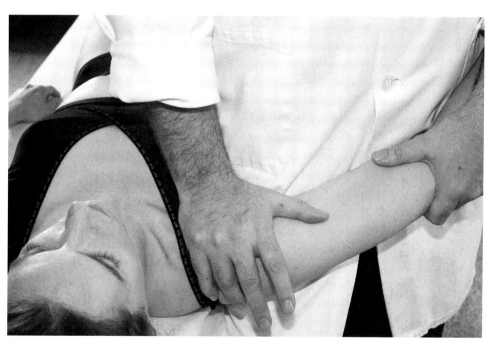

◎ 32 11. Sequenz: Der Osteopath baut in der oberen Extremität des Patienten eine Vorspannung auf, indem er seinen eigenen Oberkörper vom Patienten wegdreht. Gleichzeitig führt er mit gebeugten Beinen vertikale kreisförmige Bewegungen von vorne nach hinten durch.

12. Sequenz

Der Osteopath steht hinter dem Patienten. Er legt seine Hände auf die Schultern des Patienten. Er muss dabei unbedingt darauf achten, dass er keinerlei Druck auf die Klavikulä ausübt. Er induziert Oszillationen, wobei er die Vorspannung und den Federeffekt, den er in den Gelenkeinheiten und in den Faszien des Schultergürtels eingestellt hat, nicht verlieren darf.

Mit dieser Sequenz kann die rigidere Schulter untersucht und gleichzeitig behandelt werden. Der Osteopath verlagert dazu das Körpergewicht zur rigiden Seite und baut während der GOT mit den Geweben einen Dialog auf. Gleichzeitig verringert er langsam die Amplitude und steigert den Rhythmus der Oszillationen. Sobald eine Entspannung eintritt, kehrt er in die Neutralstellung zurück.

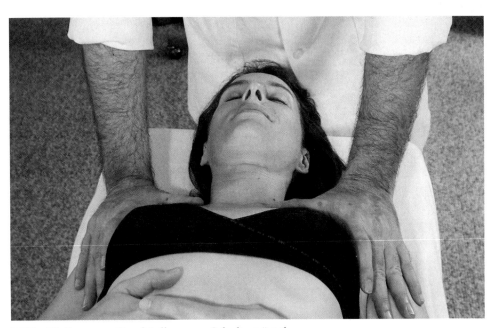

◉ 33   12. Sequenz: Handstellung am Schultergürtel.

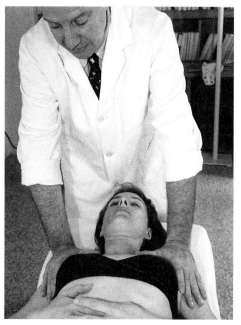 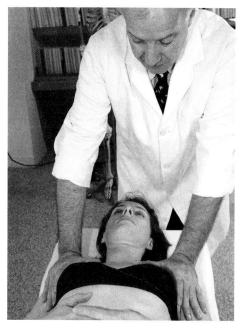

34 **35**

34–35 12. Sequenz: Der Schultergürtel stellt für sich genommen in horizontaler Richtung einen Federbereich dar, der sich mit dem Beckengürtel ausgleicht. Der Schmerz ist nicht immer auf der rigiden Seite zu finden.

13. Sequenz

Diese Sequenz ermöglicht es, die myofaszialen, kraniozervikalen und zervikoskapularen Ketten in Synergie zu bringen und zu dehnen. Der M. sternocleidomastoideus und der obere Muskelbauch des kontralateralen M. trapezius werden dabei in Spannung gebracht. Diese beiden Muskeln spielen eine wesentliche Rolle. Sie werden sehr häufig für Kompensationen zur Wahrung des Gleichgewichts bei der aufrechten Haltung eingesetzt. Selbst bei Entlastung halten sie die Prägung der Spannungen, die von einem gestörten Haltungsgleichgewicht, das vom Becken oder von der unteren Extremität herrühren kann, aufrecht.

Der Osteopath induziert Oszillationen, indem er einen Balancepunkt zwischen vorderer und hinterer Hand herstellt. Durch Zurückbeugen des Oberkörpers setzt er die Einheit unter Spannung, um den Federeffekt zu erzielen, der für die therapeutische Wirksamkeit der Oszillationen unentbehrlich ist.

Während der Untersuchung muss der Osteopath auf Folgendes achten:

- Je höher er den Kopf des Patienten hält, desto besser kann er die Qualität der Gewebe und ihre Mobilität im Bereich von C_2 beurteilen. Der Patient hebt das Kinn.
- Je tiefer der Kopf liegt, desto mehr erfolgt die Aktion im unteren Bereich der Halswirbelsäule (C_5 bis zum Scharniergelenk C_7/TH_1).

Der Osteopath verändert folgende Parameter:

a) die Höhe des Kopfes im Verhältnis zur Bank, um das richtige Niveau für die posteriore Dehnung des M. trapezius und/oder des M. sternocleidomastoideus zu finden. Hat er das Niveau eingestellt, kann er die für die GOT erforderliche Traktion durchführen;

b) die Stellung der Hand auf dem Brustkorb. Die Handstellung verändert sich zwischen Sternum und Schulter. Die Gewebedichte ist im Schulter- und Sternumbereich unterschiedlich.

Beide Hände stellen ein reziprokes Gleichgewicht zwischen den myofaszialen Ketten her. Diese Ketten stehen unter leichter Spannung und empfangen die rhythmischen Oszillationen des Osteopathen.

Obere Extremität und Thorax

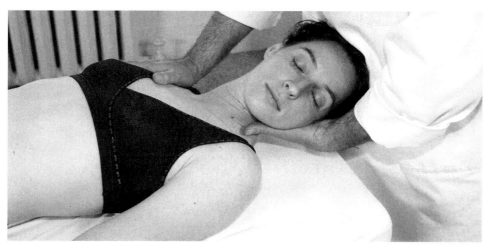

◉ 36 13. Sequenz: Kopfhaltung für die Dehnung des M. trapezius.

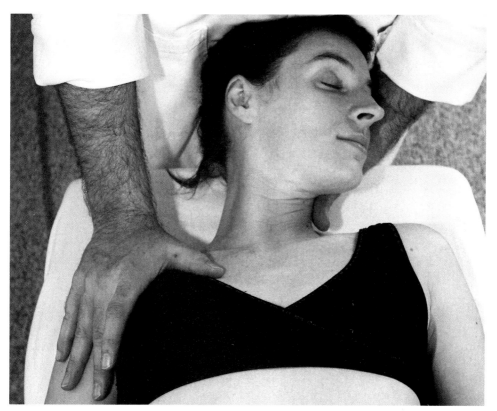

◉ 37 13. Sequenz: Spannungsaufbau im Bereich der oberen Halswirbelsäule und der lateralen myofaszialen Ketten.

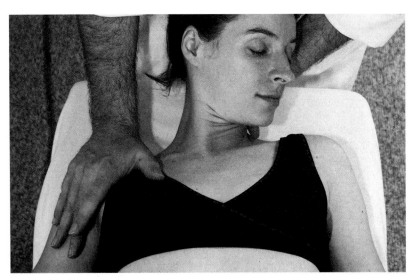

◉ **38** 13. Sequenz

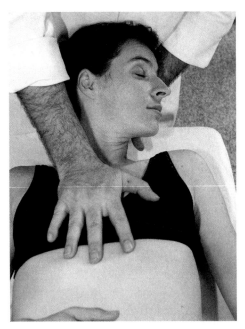

◉ **39** 13. Sequenz: Aufbau der Vorspannung im Sternum. Hierbei ist zu beachten, dass das Perikard im Innern des Brustkorbs, insbesondere im Bereich der Art. sternoclavicularis, in der Achse des M. sternocleidomastoideus angeheftet ist.

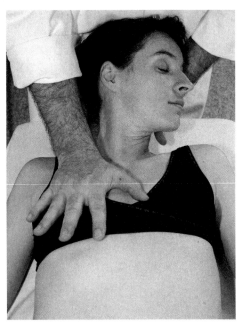

◉ **40** 13. Sequenz: Ansatzpunkt für den Aufbau der Vorspannung im Knorpelbereich der oberen Rippen.

Obere Extremität und Thorax 47

Diese Sequenz ermöglicht den Kontakt zwischen der vertikalen vertebralen und der horizontalen skapularen Federung. Hierdurch können die Ebenen und tiefen Bereiche und Elemente auf anteroposteriorer Ebene spezifisch behandelt werden.

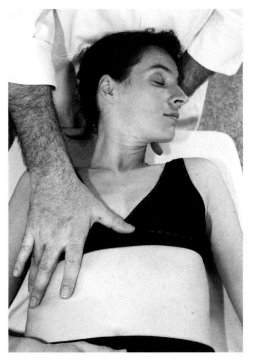
41

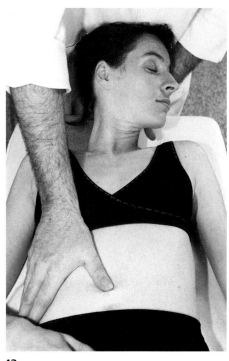
42

◉ 41–42 13. Sequenz: Ansatzpunkt für den Aufbau der Vorspannung auf Ebene des Brustdiaphragmas und im unteren lateralen Rippenbereich.

14. Sequenz

Der Osteopath legt seine Hände hinten auf die Halswirbelsäule. Er lehnt dabei seinen Oberkörper zurück und akzentuiert dadurch die zervikale Krümmung. Er geht Etage für Etage nach oben, angefangen bei C_7 bis hinauf zum Okziput, ohne dabei die Vorspannung zu verlieren. Seine Hände gehen in einem konvexen Kreisbogen nach oben. Er führt die Traktion durch und hält gleichzeitig die Vorspannung aufrecht. Für den Bereich Okziput/Atlas stellt der Osteopath den Kopf des Patienten in eine leichte Postflexion ein, das Kinn ist gehoben.

Findet der Osteopath in einer Ebene eine Rigidität, verweilt er etwas an dieser Stelle. Er führt dort mehrere spezifische Oszillationen nach oben hinten durch, ohne die longitudinale Vorspannung zu verlieren.

Diese Sequenz entspannt das Lig. nuchae sowie die Muskeln der unteren HWS und der oberen BWS. Es ist eine gute Vorbereitung für Adjustierungen in dieser Region.

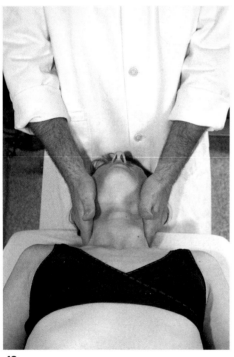
43

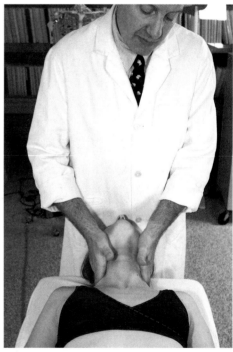
44

◉ 43–44 14. Sequenz: Der Osteopath führt mithilfe seines Körpers die GOT durch. Die Hände präzisieren mit Zirkumduktionen die Ebene der therapeutischen Geste.

15. Sequenz

Der Patient streckt seine Arme nach hinten und hält sich an der Taille des Osteopathen fest. Dieser induziert Oszillationen, indem er seinen Körper rhythmisch nach hinten lehnt, ohne die Vorspannung zu verlieren.

Weist eine der beiden Arme eine Rigidität auf, die bis in den Schultergürtel oder in den Bereich des Brustkorbs der gleichen Seite ausstrahlt, verlagert der Osteopath sein Körpergewicht kontralateral zur Rigidität, um die Vorspannung zu steigern. Jetzt induziert er Oszillationen mit schwacher Amplitude und gesteigertem Rhythmus. Sind die Muskelspasmen und Faszienverspannungen beseitigt, wiederholt er die Sequenz in Mittelstellung.

Es kann auch ein anderes Manöver durchgeführt werden, das eine gute Vorbereitung für die Normalisierung des Lungenparenchyms ist. Der Osteopath baut mit seinem Körper und seinem linken Arm eine Vorspannung im linken Arm des Patienten auf. Gleichzeitig legt er seine rechte Hand auf den linken Brustkorb, um auch dort eine Spannung aufzubauen. An dieser Stelle führt er eine spezifische therapeutische Aktion für den homolateralen Hemithorax durch.

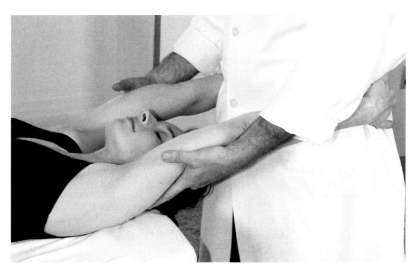

◉ 45 15. Sequenz

Zu Beginn dieser Sequenz untersucht der Osteopath die obere Extremität und bestimmt, auf welcher Seite der Schultergürtel rigide ist. Anschließend akzentuiert er seine Aktion Richtung rigiden Schultergürtel.

16. Sequenz

Der Osteopath kreuzt seine Arme und legt eine Hand auf die Schulter, ohne dabei die Klavikula zu berühren, und die andere Hand auf den kontralateralen Brustkorb des Patienten. Er baut eine schräg verlaufende Spannung im Brustbereich auf und induziert dort Oszillationen.

Dies bewirkt ein Loslassen der Spannungen der Rippenringe, der Pleura, des Lungenparenchyms, der Anheftungen des Perikards, des Diaphragmas und der Elemente des Mediastinum. Trifft der Osteopath auf eine rigidere Zone mit einer Läsion im Muskelskelettsystem, steigert er die Geschwindigkeit der Oszillationen und reduziert die Amplitude, um am Ende wieder zum Ausgangsrhythmus zurückzukehren.

Betrifft die Läsion eher die Faszien und das Parenchym, ist es vorzuziehen, langsame Oszillationen durchzuführen und den Rhythmus der Amplitude nach und nach zu steigern.

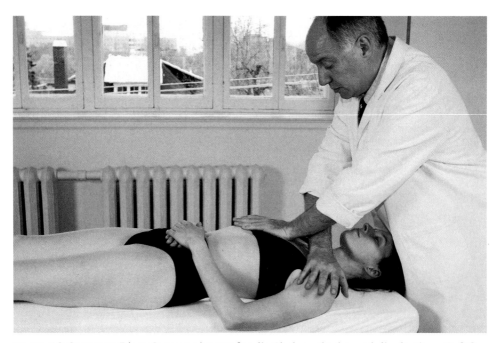

◉ 46   16. Sequenz: Diese Sequenz ist gut für die Skalenuslücke und die dortigen Gefäße.

17. Sequenz

Der Osteopath steht am Fußende des Patienten und nimmt beide Knöchel des Patienten unter seine Achseln. Durch rhythmische Rückwärtsbewegungen seines Oberkörpers überträgt er die Oszillationen Richtung Becken und Brustkorb.

Verspürt er in einer der beiden unteren Extremitäten eine erhöhte Spannung, beugt er seinen Körper kontralateral zur Rigidität, um im rigideren Bein eine größere Spannung aufzubauen. Er führt schnellere Oszillationen mit schwacher Amplitude durch.

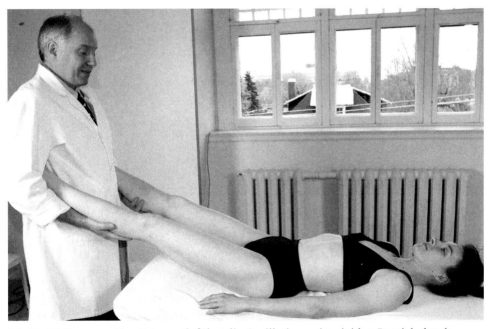

◉ 47   17. Sequenz: Der Osteopath führt die Oszillationen im rigiden Bereich durch.

2. Behandlungsserie: Patient in Bauchlage

Untere Extremität

18. Sequenz

Der Oberschenkel des Patienten ruht auf einem Kissen, damit das Eigengewicht des Beins getragen und so der longitudinale Spannungsaufbau in den myofaszialen Ketten nicht gestört wird.

Der Osteopath umfasst den Knöchel und zieht mit seinem Körper an der unteren Extremität, um die Oszillationen in dieser Zone zwischen Entspannung und vollem Spannungsaufbau zu übertragen. Dieser Bereich ist die wirksamste Zone für die Anwendung der GOT. Der Osteopath achtet darauf, diesen Federeffekt zu halten.

Je paralleler die Traktion zur Bank erfolgt, desto mehr wirkt sich der therapeutische Effekt auf den Knöchelbereich aus. Je weiter sich die Traktionsrichtung von der Horizontalen entfernt, desto mehr wird im Bereich der Hüfte gearbeitet.

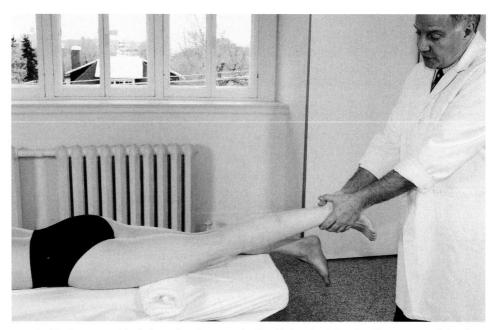

◉ 48 18. Sequenz: Nachdem der Osteopath die Aktion in Mittelstellung ausgeführt hat, führt er auf der Seite mit der größeren Verspannung und Restriktion die GOT in Innen- oder Außenrotation durch.

19. Sequenz

Der Osteopath zieht mit gestreckten Armen an der unteren Extremität, um die Kontrakturen des Plantargewölbes in Richtung Plantarflexion zu normalisieren. Ohne den Federeffekt zu verlieren, induziert er Oszillationen, um die Gewebe zu normalisieren. Er behandelt folgende Bereiche:

a) den mittleren Teil, insbesondere den Bereich des Gelenkpaares Os cuboideum/Os naviculare – Schlüsselgewölbe des Fußes;

b) den Verlauf des Innengewölbes;

c) den Verlauf des Außengewölbes;

d) das vordere Quergewölbe.

Die Daumen dehnen von der Ferse in Richtung Metatarsus durch ein Spreizen nach und nach die Quergewölbe. Der Osteopath beugt seinen Oberkörper nach vorne, ohne die longitudinale Vorspannung zu verlieren und palpiert dabei die Gewebe. Er konzentriert sich auf die rigiden Zonen.

Damit diese Sequenz erfolgreich ist, muss genau wie bei der 2. Sequenz eine longitudinale Spiraltorsion des zu behandelnden Gewölbes durchgeführt werden. Durch die leicht torquierte Vorspannung der Gewebe werden die Oszillationskräfte besser übertragen.

In der Spiralstellung werden die Bänder gedehnt und die Gelenke leicht kompaktiert. Dadurch wird die Reflexbereitschaft der betroffenen Gewebe erhöht.

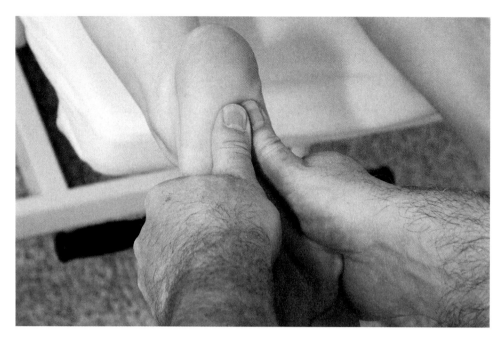

◉ 49 19. Sequenz: Der Osteopath beugt seinen Oberkörper nach vorne, dabei behält er die Vorspannung bei; dadurch öffnen sich die Daumen von selbst.

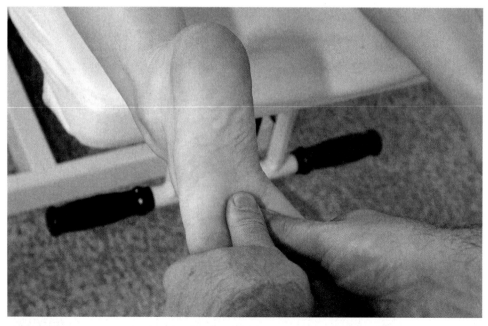

◉ 50 19. Sequenz: In der longitudinalen Vorspannung ermöglicht der horizontale Spannungsaufbau durch die Daumen, die verschiedenen Einheiten im Volumen zu bearbeiten.

Untere Extremität **55**

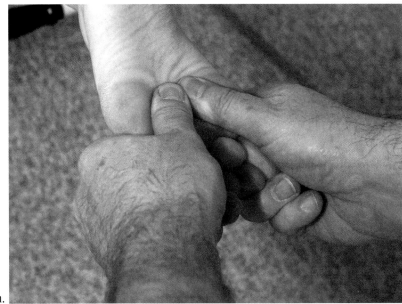

◉ 51
19. Sequenz: GOT am vorderen Quergewölbe, der Fuß ist in Plantarflexion.

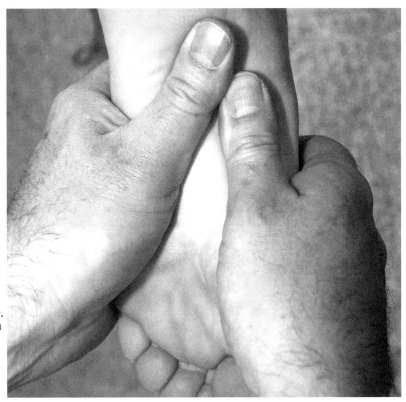

◉ 52
19. Sequenz: GOT am inneren Längsgewölbe. Der Osteopath steht parallel zum inneren Längsgewölbe. Mit der linken Hand hält er die longitudinale Vorspannung im Bein aufrecht.

2. Behandlungsserie: Patient in Bauchlage

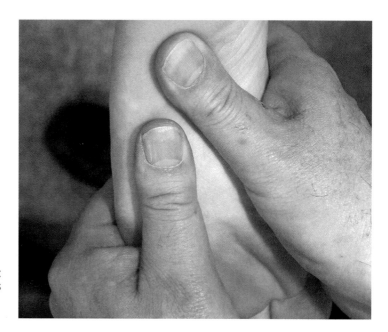

◉ 53 19. Sequenz: GOT im Bereich des äußeren Längsgewölbes.

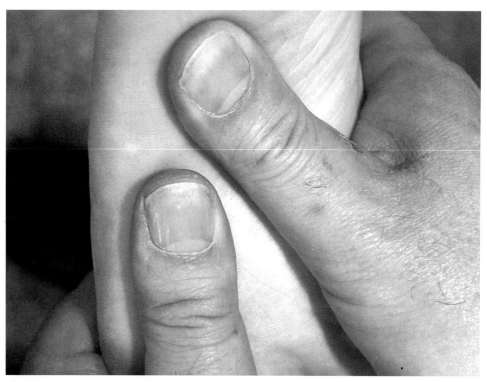

◉ 54 19. Sequenz: Detailaufnahme zu ◉ 53.

20. Sequenz

Der Osteopath beugt das Kniegelenk. Der Fuß ist in Dorsalflexion, um den M. rectus femoris ebenfalls zu dehnen, der im Fall einer Verspannung das Os coxae nach anterior mitziehen würde. Anschließend legt der Osteopath Daumen und Zeigefinger bzw. den gebeugten Mittelfinger in die Kniekehle, um die Sehnenplatte des Pes anserinus und die ischiokruralen Muskeln reziprok gegeneinander zu dehnen, indem die Ansätze voneinander entfernt werden. Der Osteopath achtet darauf, nur die Sehnen zu dehnen, ohne dabei auf die vaskulären Elemente in der Kniekehle zu drücken.

Der Osteopath drückt mit seinem Oberkörper den Unterschenkel auf den Oberschenkel und er hält den Federeffekt aufrecht. Er induziert durch rhythmische Bewegungen seines Oberkörpers von kranial nach kaudal Oszillationen.

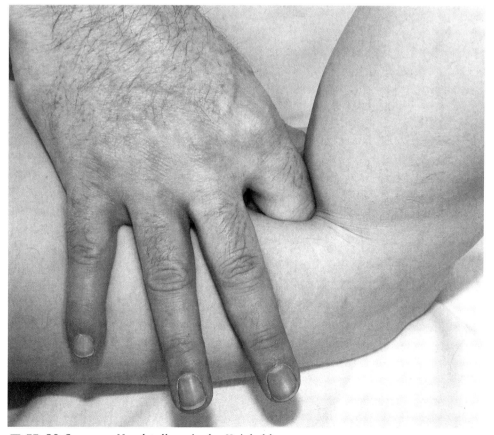

◉ 55 20. Sequenz: Handstellung in der Kniekehle.

21. Sequenz

In der gleichen Stellung führt der Osteopath Zirkumduktionsbewegungen in die eine und anschließend in die andere Richtung durch. Er benutzt dazu seinen Oberkörper.

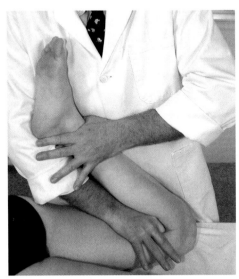

◉ 56 21. Sequenz: Spannungsaufbau in der vorderen Loge im Federbereich.

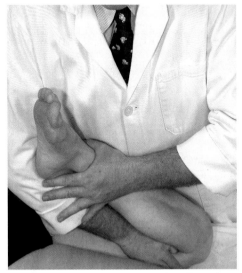

◉ 57 21. Sequenz: Spannungsaufbau der Innenrotatoren während der Zirkumduktionen.

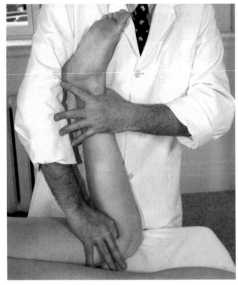

◉ 58 21. Sequenz: Variation mit einer Außenrotation des Unterschenkels.

22. Sequenz

Der Osteopath legt seinen Daumen auf verschiedene Stellen, um einen fixen Referenzpunkt zu schaffen. Durch die Zirkumduktionen in beide Richtungen werden die pelvitrochantäre Gruppe und die peripheren myofaszialen Ketten gedehnt. Trifft er auf eine verspannte Stelle, führt er kleinere Zirkumduktionen durch und steigert den Rhythmus. Sobald er ein Lösen der Verspannungen und Kontrakturen spürt, kehrt er zum normalen Rhythmus zurück.

Der Osteopath benutzt folgende fixe Referenzpunkte:

- den Punkt hinter dem Trochanter,
- den Punkt über dem Trochanter,
- den Punkt in der Mitte des M. glutaeus maximus.

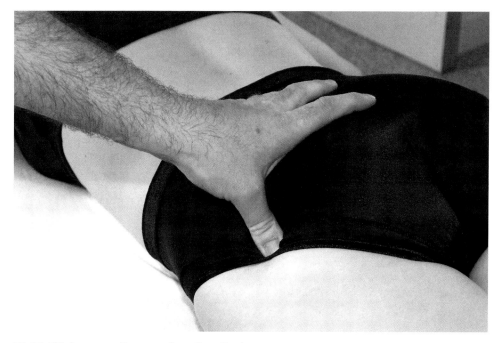

◉ 59 22. Sequenz: Retrotrochantärer Punkt.

60   2. Behandlungsserie: Patient in Bauchlage

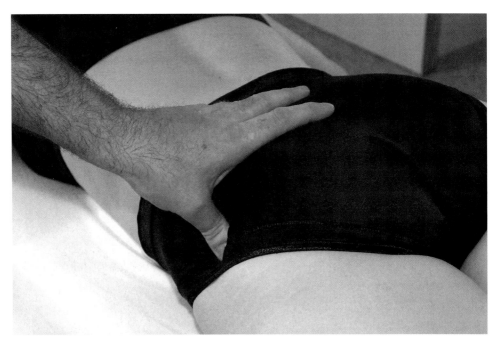

◉ 60   22. Sequenz: Punkt über dem Trochanter.

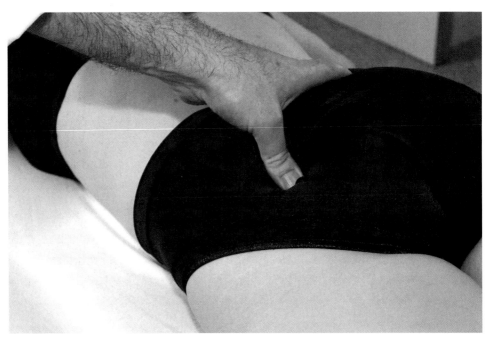

◉ 61   22. Sequenz: Punkt in der Mitte des M. glutaeus maximus.

Untere Extremität 61

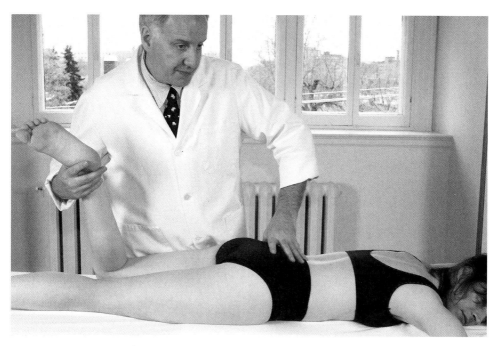

◉ 62 22. Sequenz: Arbeit mit Zirkumduktionen – Phase 1.

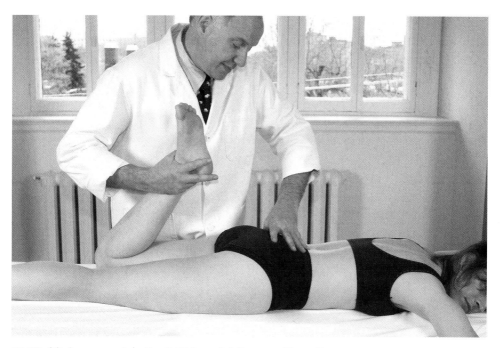

◉ 63 22. Sequenz: Arbeit mit Zirkumduktionen – Phase 2.

62 2. Behandlungsserie: Patient in Bauchlage

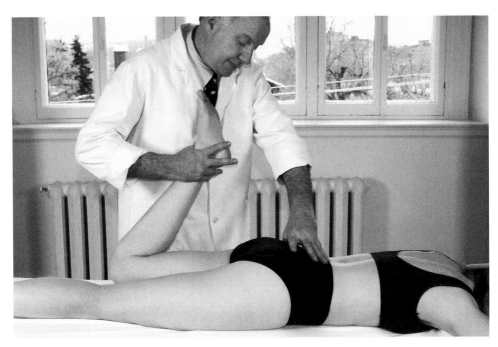

◉ 64 22. Sequenz: Arbeit mit Zirkumduktionen – Phase 3.

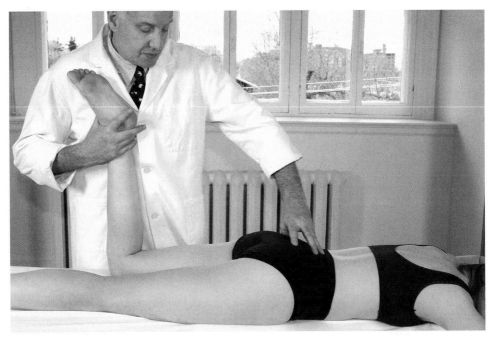

◉ 65 22. Sequenz: Arbeit mit Zirkumduktionen – Phase 4.

23. Sequenz

Der Osteopath legt seine Hand unter das kontralaterale Knie und hebt es Richtung Decke, um den homolateralen M. psoas unter Spannung zu setzen. Mit der anderen Hand fixiert er das Becken leicht nach unten, damit es sich nicht von der Bank hebt.

Ist die Vorspannung aufgebaut, induziert der Osteopath Oszillationen. Er führt eine Extension und eine leichte Adduktion durch. Dadurch wird der M. psoas und ein Teil des M. quadratus lumborum unter Spannung gebracht. Diese therapeutische Geste ist für die Brust- und Lendenwirbelsäule, die renale Kette, das Lig. suspensorium ovarii, den Ureter etc. sehr wichtig.

24. Sequenz

Der Osteopath steht seitlich neben dem Patienten. Er führt mit der rechten Hand transversale Schaukelbewegungen des Beckens durch, wobei er die Vorspannung hält. Dadurch induziert er Oszillationen im Bereich der lumbalen Krümmung und in der Beckenregion, ohne den Federeffekt zu verlieren.

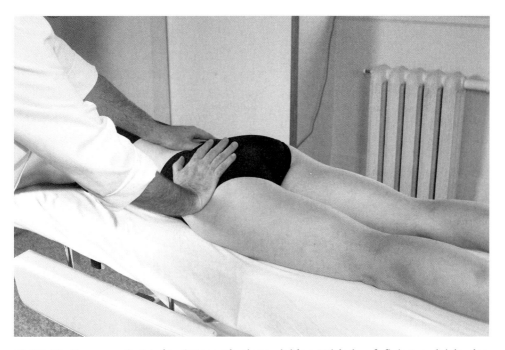

◎ 66 24. Sequenz: Spürt der Osteopath einen rigiden Wirbel auf, fixiert er leicht den Dornfortsatz und beschleunigt die Oszillationen im Beckenbereich. Zum Abschluss wiederholt er allgemeine Oszillationen im Becken- und Wirbelsäulenbereich.

Er legt den Daumen der linken Hand seitlich auf den Dornfortsatz.

Die Bewegungen, die durch den Körper des Osteopathen auf seine Hände übertragen werden, erzeugen allgemeine Oszillationen. Der Daumen seitlich des Dornfortsatzes übt gemeinsam mit dem Becken einen Druck aus, aber die Bewegungen sind leicht asynchron.

Der Druck auf den Dornfortsatz erfolgt etwas später als der allgemeine Druck. Die Rückkehrbewegung erfolgt spontan als erstes im Bereich der Wirbel und dann erst im Becken.

Dadurch wird ein globaler Effekt der segmentalen Stimulierung erzielt und die Reizschwelle durch die Fazilitation neu modifiziert. Diese Methode ermöglicht auch eine Harmonisierung der Spannungen und bewirkt je nach Bedarf eine Inhibition oder eine Fazilitation. Ziel dieser Methode ist eine neuromuskuloskeletäre, somatoviszerale und viszerosomatische Harmonisierung.

Mit diesem Vorgehen können ein oder mehrere rigide Wirbel aufgespürt werden, die aufgrund einer myofaszialen Verspannung oder einer osteoartikulären Läsion eine Restriktion aufweisen oder blockiert sind. Es werden dadurch auch nichtphysiologische und/oder komplexe Läsionen aufgespürt. Bei gravierenden Läsionen muss eine osteoartikuläre Adjustierung durchgeführt werden.

Diese Geste wird Etage für Etage ausgehend von L_5 bis TH_{12} durchgeführt.

Die Sequenzen 23 und 24 eignen sich ausgezeichnet, um Restriktionen, die von sakroiliakalen und lumbalen Läsionen herrühren, präzise einzuschätzen.

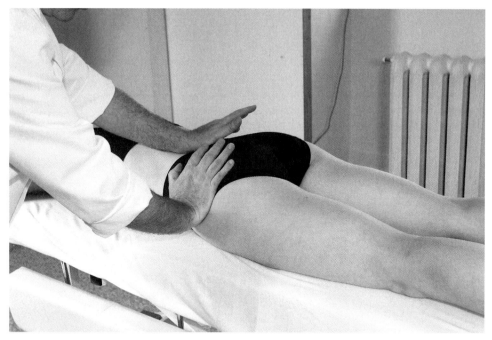

◉ 67 24. Sequenz: Der Osteopath drückt seitlich auf die Dornfortsätze und führt Oszillationen durch.

25. Sequenz

Der Osteopath umfasst den Darmbeinkamm, zieht ihn rhythmisch nach kranial und zu sich hin, während er nacheinander auf die homolateralen Querfortsätze der Lendenwirbel als Gegenpol drückt. Er erzeugt damit eine Tendenz zur Rechtsrotation, während er das linke Hüftbein nach hinten bringt. Der Federeffekt darf dabei nicht verloren gehen.

Wie alle Sequenzen dient auch diese sowohl der Diagnose als auch der Therapie.

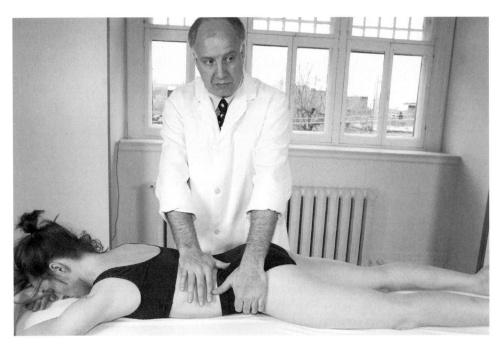

◉ 68 25. Sequenz: Oszillationen im unteren LWS-Bereich.

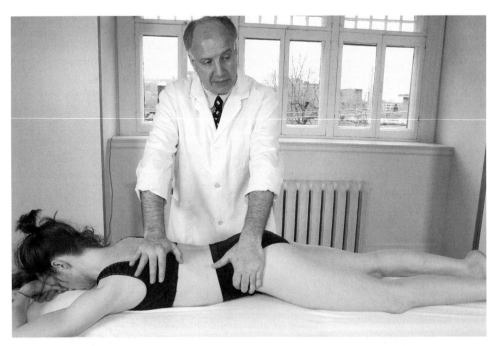

◉ 69 25. Sequenz: Oszillationen im unteren BWS-Bereich.

26. Sequenz

Der Osteopath kreuzt seine Unterarme und legt eine Hand auf die Tuberositas iliaca und die andere Hand auf den unteren Bereich des kontralateralen Iliosakralgelenks. Durch rhythmisches Beugen seines Oberkörpers induziert er Oszillationen in der Region der aufgebauten Vorspannung, insbesondere im Bereich der sakroiliakalen Bänder, aber auch im Inneren des kleinen Beckens, im Verlauf der uterosakralen Bänder, Richtung Isthmus uteri etc.

Diese Oszillationen werden in schräger Richtung durchgeführt, analog zur Schrägachse, die alternierend beim Gehen die Seite wechselt.

27. Sequenz

Der Osteopath kreuzt seine Arme und legt eine Hand auf das Sakrum, die andere auf das thorakolumbale Scharniergelenk. Seine Knie sind leicht gebeugt. Er beugt seinen Oberkörper rhythmisch zum Patienten. Dadurch induziert er Oszillationen in der Region der longitudinalen Vorspannung.

Der Osteopath lässt eine Hand auf dem Sakrum und geht mit der anderen Hand die Wirbelsäule hoch, um in den verschiedenen Wirbeletagen die GOT durchzuführen. Er beginnt bei L_5 und geht hoch zu L_4, L_3, L_2, L_1 bis zu TH_{12}. Er bleibt dabei im Federbereich.

Auch diese Sequenz ermöglicht ein Lösen der Spannungen und kann eine spezifische Rigidität auf einer präzisen Ebene, die von einer osteoartikulären Läsion herrührt, aufspüren.

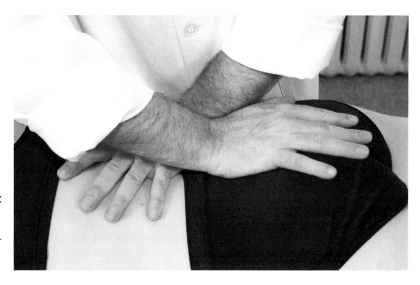

◉ 70
27. Sequenz: GOT im Bereich der lumbosakralen Wirbelsäule.

Zwei andere Stellungen werden praktiziert:

Der Osteopath kreuzt seine Arme und legt die Hände:

a) auf das rechte Iliosakralgelenk und den linken Brustkorb;

b) auf das linke Iliosakralgelenk und den rechten Brustkorb.

Der Osteopath kann eine spezifische Segmentation auswählen, um dort eine regulierende Aktion im Bereich der motorischen, sensorischen und sympathischen Nervenbahnen zu erzielen.

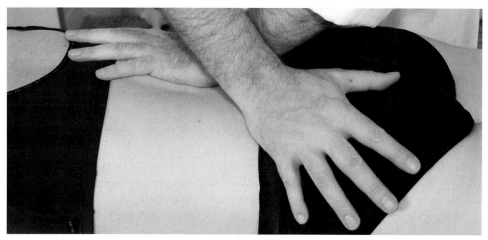

◉ 71 27. Sequenz: Gekreuzter Spannungsaufbau zwischen LWS und kontralateralem Hemibecken.

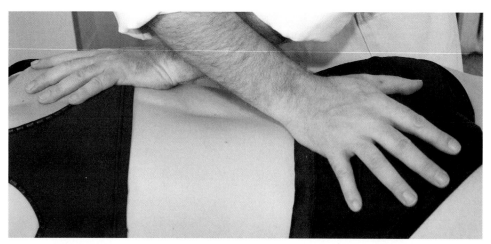

◉ 72 27. Sequenz: Gekreuzter Spannungsaufbau zwischen BWS und kontralateralem Hemibecken.

quenz

teopath legt eine Hand auf das Sakrum. Mit der anderen ält er beide Knöchel zusammen. Er beugt seinen Oberkörper isch nach vorne, um Oszillationen zu induzieren, ohne dabei spannung zu verlieren.

ichtig, diese Aktion immer beidseitig durchzuführen.

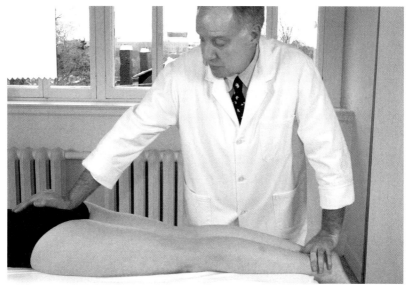

◉ 73 28. Sequenz: Aktion zwischen sakrokokzygealem Bereich und den Füßen.

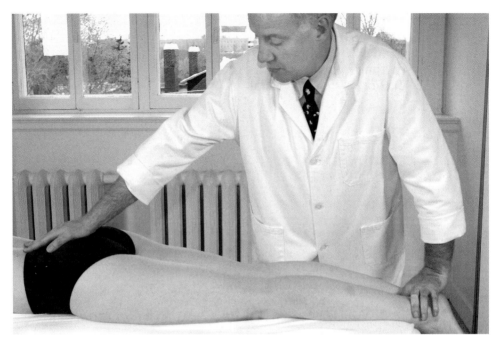

◉ 74 28. Sequenz: Aktion zwischen Sakrum global und den Füßen.

29. Sequenz

Der Osteopath steht seitlich des Patienten. Er übt am Arm eine Traktion aus, indem er den Körper rhythmisch zurücklehnt. Er legt auf seiner Seite die Daumenbeere seitlich auf den Dornfortsatz, um hiermit einen fixen Referenzpunkt zu bilden. Dann induziert er Oszillationen in der aufgebauten Vorspannung zwischen Dornfortsatz und Arm. Er geht dabei von TH_1 bis TH_7 und richtet den Arm des Patienten jeweils zum entsprechenden Wirbel aus.

Diese Technik dient nicht nur dem Spannungsausgleich, sondern man kann mit ihr auch osteoartikuläre Läsionen im Bereich eines oder mehrerer Wirbel aufspüren. Hinweis sind rigide oder verdichtete Gewebe, die den Schwingungseffekt in der aufgebauten Vorspannung nicht übertragen können.

Kann ein Wirbel beispielsweise keine Rechtsrotation durchführen, heißt das, dass er bereits in Linksrotation steht.

Untere Extremität **71**

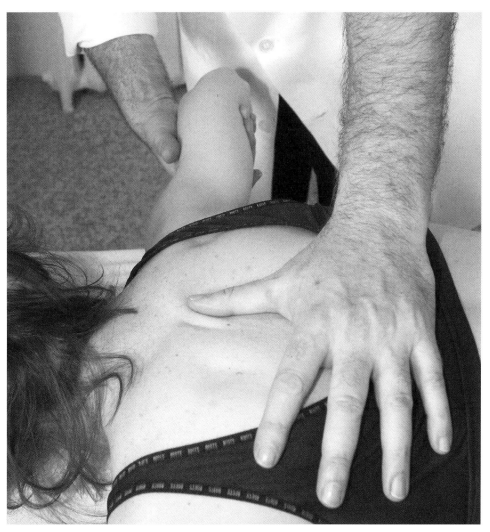

◉ **75** 29. Sequenz: Der Osteopath erzeugt Oszillationen in der Achse des Arms, der zum betroffenen Brustwirbel ausgerichtet wird. Der Arm darf dabei nicht komprimiert werden.

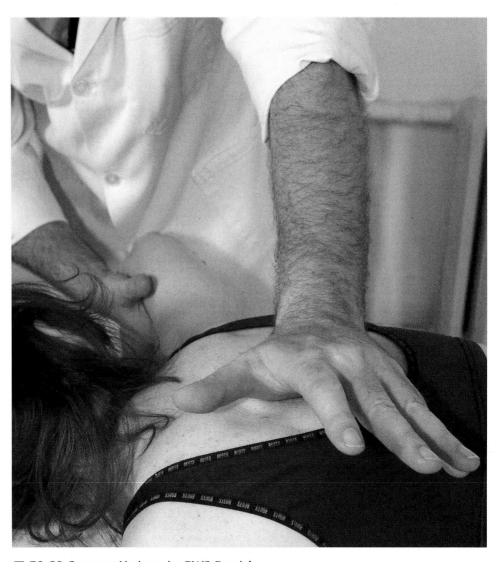

◉ 76 29. Sequenz: Variante im BWS-Bereich.

30. Sequenz

Der Osteopath umfasst die Gegenschulter, um Zirkumduktionsbewegungen in beide Richtungen durchzuführen. Er versetzt dabei abwechselnd die Muskeln und Faszien im Schulterbereich in Spannung und dehnt sie rhythmisch, ohne dabei die Vorspannung, den Federeffekt, zu verlieren.

Untere Extremität 73

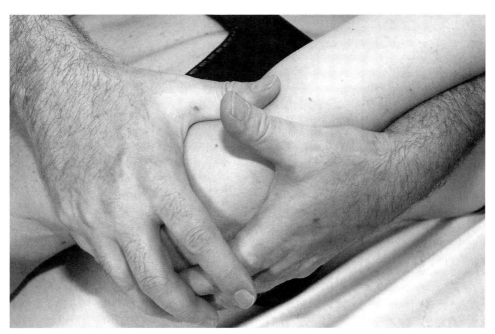

◉ 77 30. Sequenz: Der Osteopath umfasst die Gegenschulter. Seine Arme sind gestreckt. Die Zirkumduktionsbewegungen werden durch den Körper des Osteopathen übertragen.

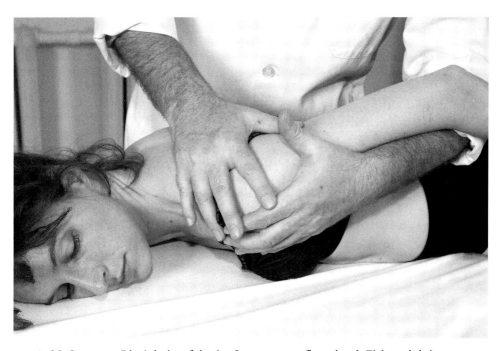

◉ 78 30. Sequenz: Die Arbeit erfolgt im Spannungsaufbau durch Zirkumduktionen.

31. Sequenz

Der Patient dreht seinen Kopf zum Osteopathen. Die Unterarme des Osteopathen sind gekreuzt, die kaudale Hand liegt auf dem oberen Brustkorbbereich, einschließlich der Querfortsätze und der kostovertebralen Gelenke der oberen Brustwirbel. Die kraniale Hand nimmt die Schädelsphäre (kranialer Bereich) wie in einer Schale auf.

Auf diese Weise baut der Osteopath eine Spannung zwischen dem kranialen Bereich und dem hinteren Schultergürtelbereich im Bereich der oberen Brustwirbel und Rippen auf, um einen Federeffekt zu erzielen. Anschließend führt er rhythmische Oszillationen durch, um die Spannungen zu lösen.

Diese Regionen sind aufgrund der Anastomosen zwischen den Spinalnerven und dem N. vagus sowie den sympathischen Nerven eng miteinander verbunden. Diese Sequenz hat auch einen Effekt auf den N. phrenicus.

Die Methode ermöglicht es, Störungen in den Dermatomen, Myotomen, Sklerotomen und/oder Viszerotomen zu normalisieren. Diese Störungen können durch eine gesteigerte Reizleitung aufgrund einer Fazilitation, die durch eine osteoartikuläre diskokorporale Läsion ausgelöst wurde, entstanden sein. Auf die gleiche Weise haben auch die anderen Sequenzen im Bereich der Wirbelsäule auf diese Regionen einen normalisierenden Einfluss.

Diese Stellung ist eine gute Vorbereitung auf bestimmte Adjustierungen der oberen Brustwirbelsäule, des Okziputs und der Halswirbelsäule.

Untere Extremität 75

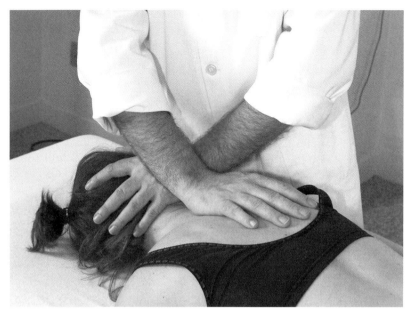

◉ 79 31. Sequenz: Der Osteopath untersucht den kranialen Bereich und die oberen Brustwirbel, um dann die rigideste Region zu behandeln.

3. Behandlungsserie: Patient im Liegen und Sitzen

32. Sequenz

Der Patient liegt auf dem Rücken, der Osteopath legt seine Hände auf den Oberkörper des Patienten und zieht ihn nach hinten, indem er seinen Körper rhythmisch nach hinten bewegt, ohne die longitudinale Vorspannung loszulassen.

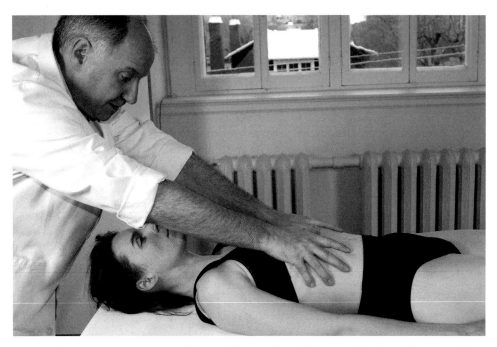

◉ 80 32. Sequenz: Der Osteopath legt seine Hände auf den Brustkorb und bewegt sich rhythmisch nach hinten (gleiche Ausgangsstellung wie beim Diaphragma-Lift).

3. Behandlungsserie: Patient im Liegen und Sitzen 77

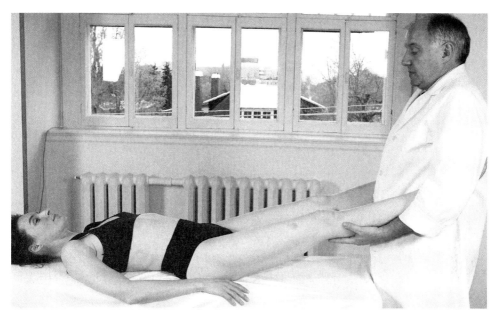

◉ 81 33. Sequenz: Der Osteopath führt rhythmische Oszillationen in der Achse durch.

33. Sequenz

Der Osteopath steht am Fußende des Patienten. Er nimmt die Füße des Patienten unter die Achseln und zieht rhythmisch in der Achse.

34. Sequenz

Der Patient sitzt im Reitersitz und verschränkt seine Hände auf den Schultern. Der Osteopath steht hinter ihm und legt die Handkante

a) auf den Wirbel im Bereich der Art. costovertebrale,

b) auf die Art. costovertebrale,

c) auf die Rippe selbst.

Mit der anderen Hand umfasst er den Rumpf des Patienten.

Der Osteopath führt mit seinem Rumpf Rotationsbewegungen durch und zieht dabei den Rumpf des Patienten mit. Er steht ganz nahe am Patienten und bildet mit seinem Körper eine vertikale Achse. Er darf dabei die osteoartikuläre Barriere nicht überschreiten. Die Oszillationen werden an der motorischen Barriere durchgeführt, der Federeffekt darf nicht verloren gehen.

Diese Sequenz dient dazu, die drei oben genannten Bereiche zu untersuchen und zu behandeln.

Mit dieser therapeutischen Methode lassen sich Blockaden, die von osteoartikulären, kostalen, kostotransversalen, kostovertebralen und vertebralen Läsionen herrühren, aufspüren. Sie bereitet die weichen Gewebe auf Adjustierungen vor.

Es ist wichtig, die vertikale Achse des Körpers dabei zu respektieren. Der Körper darf nicht aus der zentralen Schwerkraftlinie gezogen werden, damit man eine Reflexbeteiligung der eingelenkigen Muskeln, die mit dem Haltungsgleichgewicht und dem Zentralnervensystem zusammenhängen, erhält.

Beide Sitzbeine des Patienten müssen bei dieser Sequenz fest auf der Bank bleiben.

Der Körper des Osteopathen steht parallel zur vertikalen Achse.

Er visualisiert den Patientenkörper in Bewegung, um Läsionen aufzudecken und einen spezifischen Effekt auf den Teil des Organismus zu erzielen, der sich in Läsion befindet.

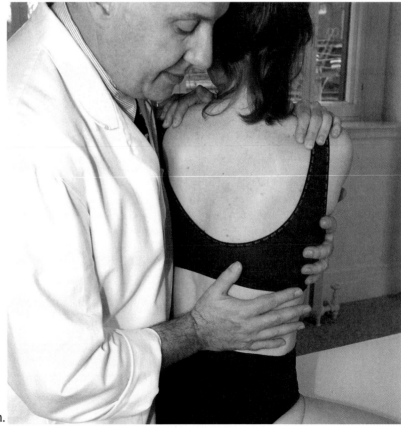

◉ 82
34. Sequenz: Aktion im lumbalen Wirbelbereich.

3. Behandlungsserie: Patient im Liegen und Sitzen 79

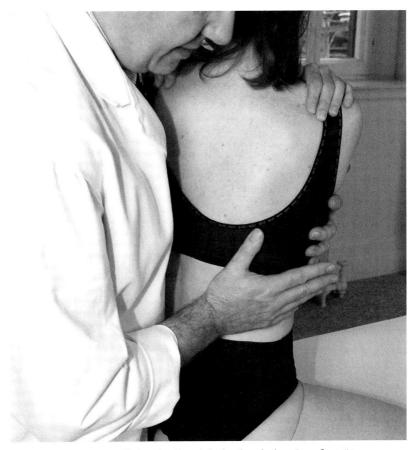

◉ 83 34. Sequenz: Aktion im Bereich der lumbalen Querfortsätze.

80 3. Behandlungsserie: Patient im Liegen und Sitzen

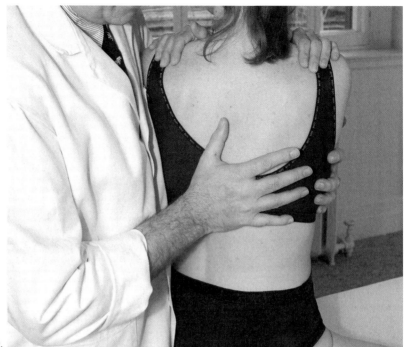

◉ 84
34. Sequenz: Aktion im Bereich der thorakalen Querfortsätze.

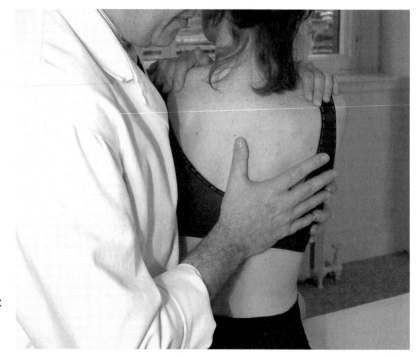

◉ 85
34. Sequenz: Aktion im Bereich der Rippen.

3. Behandlungsserie: Patient im Liegen und Sitzen

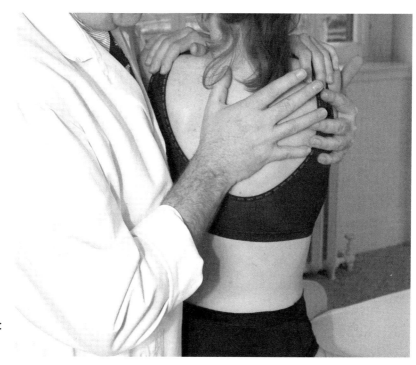

◉ 86
34. Sequenz: Kontaktaufnahme.

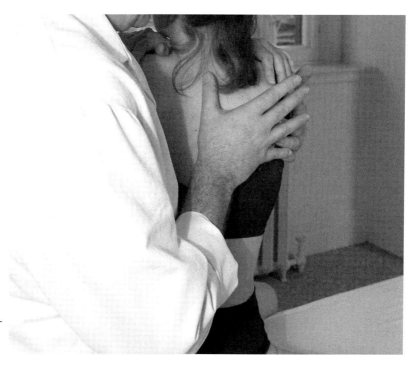

◉ 87
34. Sequenz: „Federeffekt" vor der osteoartikulären Barriere.

Die GOT wird zwischen Kontaktaufnahme und Federeffekt durchgeführt.

Schlussfolgerung

Die GOT ist eine ausgezeichnete Lernmethode, um die Qualität der Palpation zu verbessern. Sie ist bestens dazu geeignet, den Ursprung der Läsionen aufzudecken und zu behandeln.

Die Anwendung der GOT zeigt, dass die Entspannung einer spezifischen Zone einen allgemeinen Effekt erzielt und dass die Entspannung mehrerer Zonen ebenfalls einen spezifischen und generellen Effekt hat. Die GOT ist auch für die Normalisierung und Rehabilitationen der Propriozeptoren und Mechanorezeptoren sehr effizient.

Die GOT wird Sie dazu bringen, die Anatomie so lieben zu lernen, wie sie von den Osteopathen betrachtet wird: die Anatomie in Bewegung, die in der Lage ist zu kompensieren und auszugleichen. Die Faszien sind der Schlüssel dieser Harmonie. Während unseres beruflichen Werdegangs werden wir immer weiter Fortschritte machen, genau wie der Musiker, der die Theorie zugunsten der Kunst einsetzt. Wir werden das Leben in den Geweben „abhören". Die Faszien sind der Widerhall der immerwährenden Bewegung.

Literatur und Quellen

DRUELLE, Ph., Kursaufzeichnungen. Collège d'Études Ostéopathiques de Montréal 1991; Deutsches Osteopathie Kolleg 1991, Canadian College of Osteopathy 1992

KORR, Irvin M. Ph.D., The Physiologic Basis of Osteopathic Medicine and Surgery. The Collected Papers of Irvin M Korr 1979

LAZORTHES, G., Le système nerveux central et le système nerveux périphérique, Édition Masson, Paris 1983

MAGOUN, H. I., Osteopathy in the Cranial Field, 3. Aufl., Sutherland Cranial Teaching Foundation, Kirksville, USA 1976

STILL, A. T., The philosophy and mechanical principles of Osteopathy, Hudson-Kimberly Publ., Kansas City. Reprint

WERNHAM, J., Kursaufzeichnungen, Montréal 1986, Paris 1987

[1] Carl Philipp McConnell D.O.; John Martin Littlejohn D.O.; Gordon Zink D.O.; 1889

[2] A.T. Still, Das große Still-Kompendium. Jolandos, Gilching 2002

[3] I. M. Korr, The Physiological Basis of Opsteopathic Medicine and Surgery. The Collected Papers of Irvin M Korr 1979

[4] Ph. Druelle, D.O., Vortrag 2. Internationales Symposium, Montreal, Kanada 1984

Deutsches Osteopathie Kolleg GmbH

Das *Deutsche Osteopathie Kolleg* (DOK) wurde 1991 von Philippe Druelle D.O. mit der Unterstützung von Barbara Angerer D.O. gegründet. Es ist eine Tochtergesellschaft der ersten Osteopathieschule in Kanada, dem „Collège d'Études Ostéopathiques", das 1981 in Montreal ebenfalls von Philippe Druelle ins Leben gerufen wurde.

Philippe Druelle D.O. war einer der ersten, der unter Einsatz der verschiedenen therapeutischen Methoden eine vollständige klinische Methodologie erstellte, um den Studenten zu ermöglichen, den Bedürfnissen eines jeden Patienten als Individuum gerecht zu werden.

Ziel der Schule ist es, das Kulturerbe der traditionellen Osteopathie zusammenzutragen und die verschiedenen myofaszialen, osteoartikulären, viszeralen etc. Konzepte zu regruppieren, um eine ganzheitliche manuelle Medizin anzubieten. Das DOK will die Lehre von dem Begründer der Osteopathie, Andrew Taylor Still, mit Rigor und einem offenen Geist an seine Schüler weitergeben.

Aufgabe der Schule ist es, den Studenten eine hoch qualifizierte osteopathische Ausbildung zu ermöglichen, damit sie vollwertige und kompetente Osteopathen werden.

Die Osteopathie ist eine sehr sanfte manual-therapeutische Vorgehensweise, welche die Ursachen der verschiedenen Probleme des Patienten auf den verschiedenen Niveaus identifiziert und behandelt. Das DOK will das Wissen, das notwendige „savoir faire" und die Möglichkeiten vermitteln, damit jedes Gewebe über die Palpation befundet und behandelt werden kann. Damit kann der künftige Osteopath den Bedürfnissen der verschiedenen Bereiche des Organismus gerecht werden. Dem Menschen soll auf physischer, mentaler, emotionaler und spiritueller Ebene geholfen werden, seine Autonomie = Gesundheit wiederzufinden.

Der Student soll während der Ausbildung seine Objektivität, seine Intuition und seine schöpferischen Fähigkeiten entwickeln, die für seinen zukünftigen Beruf erforderlich sind.

Die **Ausbildung am DOK** bietet 1500 Stunden an, die auf 5 Jahre verteilt sind. Im Anschluss an die Abschlussprüfung nach dem 5. Jahr bereitet der Student eine Forschungsarbeit vor, die er vor einer internationalen Jury verteidigt, um seinen D.O. zu erhalten.

Nach Abschluss der Ausbildung bietet das Deutsche Osteopathie Kolleg regelmäßig **Postgraduierten-Kurse** von 2 bis 4 Tagen an.

Dies gibt den Osteopathen die Möglichkeit, ein bestimmtes Thema zu vertiefen, ihre Palpation weiter zu verfeinern, neue osteopathische Methoden zu erlernen, um ihren Patienten noch effizienter helfen zu können. Es wird bei diesen Kursen eine große Themenvarietät angeboten, damit jeder Osteopath sich in der Materie seiner Wahl weiterbilden und entfalten kann. Es gibt ihnen auch die Möglichkeit, immer wieder neue, erfahrene Osteopathen kennen zu lernen, die in der Lage sind, ihnen neues Wissen zu vermitteln oder zu vertiefen.

Die Dozenten kommen aus den USA, Kanada und Europa.

Das DOK fördert die Zusammenarbeit aller traditionellen Osteopathen. Zu diesem Zweck veranstaltet es jedes Jahr ein internationales Symposium, zu dem berühmte Osteopathen aus der ganzen Welt eingeladen werden, Vorträge und Workshops abzuhalten. An diesen Symposien nahmen unter vielen anderen bekannten Persönlichkeiten bereits mehrmals Dr. Viola Frymann und Harold Magoun jun. aus den USA teil.

Das DOK fördert die osteopathische Forschungsarbeit, um die physiologischen Mechanismen, welche die Funktionseinheit des Menschen animieren, detailliert zu erforschen und wissenschaftlich belegen zu können. Aus diesem Grund hat das DOK vor 3 Jahren den *„Europäischen Tag der Osteopathischen Forschung"* ins Leben gerufen, an dem die Thesen und Thesenprotokolle der Schule einer internationalen Jury vorgestellt werden und gleichzeitig ein Thesenwettbewerb stattfindet, an dem alle fertigen D.O.s aus allen Teilen der Welt teilnehmen können. Damit soll die Forschungsarbeit in Deutschland gefördert und gleichzeitig die Gelegenheit eines internationalen Austausches gegeben werden. Philippe Druelle D.O. ist Präsident des DOK und unterrichtet gleichzeitig regelmäßig an der Schule.

Der Autor

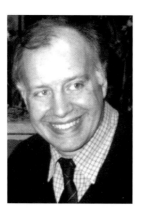

Philippe Druelle, geb. 1949, D.O., M.R.O. (F-Q). Osteopathieausbildung am Collège d'Ostéopathie ATMAN in Frankreich, Graduierung 1979. 1980 Zertifikat in kranialer Osteopathie (USA). 1981 Homöopathiaausbildung (Lausanne); 1982 Diplomausbildung in Traditioneller Chinesischer Medizin.

1981 Gründung der ersten Osteopathieschule in Kanada: Collège d'Éstudes Ostéopathiques (CEO) in Montreal. 1984 Mitbegründer des Osteopathischen Registers in Quebec/Kanada. 1988 Verleihung des D.O. h.c. durch den belgischen Verband der Osteopathen. 1990 Gründung des Deutschen Osteop-athie Kolleg (DOK) in Riedering am Chiemsee. 1991 Gründung des Canadian College of Osteopathy in Toronto. Mitglied des Registre des Ostéopathes de France et de Quebec; Mitglied der Association des Diplômès en Ostéopathie (CEO); Mitglied der American Academy of Osteopathy (AAO).

Schwerpunkt seines Wirkens ist die Förderung der Traditionellen Osteopathie in Europa und Nordamerika. Er ist Begründer und Präsident der Kanadischen Stiftung für Unterricht und Forschung in der Osteopathie, Hauptaufgabe der Stiftung ist die Behandlung behinderter Kinder. Autor zahlreicher wissenschaftlicher Publikationen. Seit 16 Jahren betreibt Philippe Druelle Forschungsarbeit auf dem Gebiet der Methodik der Befunderhebung und Behandlung; er erforscht u. a. durch Traumata und Emotionen ausgelöste enzephalische Dysfunktionen. Darüber hinaus hat er das Internationale Symposium der Traditionellen Osteopathie ins Leben gerufen, das jährlich in Montreal/Kanada als auch in Deutschland in Frauenchiemsee stattfindet.

Sachverzeichnis

A
Adjustierung, osteoartikuläre 22
Allgemeine Osteophatische Behandlung (AOB) 1
Amplitude 31
Atlas 48
Außengewölbe 53

B
Balancepunkt 8, 13, 44
Barriere 14
  motorische 25
  osteoartikuläre 81
Bauchlage 52ff
Becken 19, 63
Bombardement 5ff
BWS 66

C
McConnell, Carl Philip 1

D
Darmbeinkamm 65
Dermatom 4, 6, 34, 75
Diaphragma 47, 50
  Lift 76
Dornfortsatz 64, 65, 70
Dysfunktion 4, 5, 10

F
Fazilitation 3, 8, 64
Federeffekt 6ff, 13ff, 16, 20, 42, 52, 57, 63, 65, 72, 77, 81ff
Fixpunkt 32
Flexibilität 3
Fryman, Viola 85
Fußgewölbe 18

G
Ganzheitliche Osteopathische Therapie (GOT) 1

H
Hamstring 26
Halswirbelsäule 48
Handwurzelknochen 39

Harmonie 82
Harmonisierung
  neuromuskuloskeletäre 64
  somatoviszerale 64
  viszerosomatische 64
Hemithorax 34, 49

I
Ileosakralgelenk 30, 67, 68
Induktion 12
Innengewölbe 53, 56
Inhibition 3, 8

K
Kette
  myofasziale 52
  kraniozervikale 44
  zervikoskapuläre 44
Klavikula 36, 38, 50
Knie 26
Kniegelenk 57
Korr, Irvin M. 3, 5

L
Längsgewölbe 55
Läsion
  traumatische 13
  emotionale 13
  metabolische 13
Lernmethode 82
Littlejohn, John Martin 1
Lumbosakralgelenk 30
Lungenparenchym 49ff
LWS 66

M
Magoun, Harold 85
Maissat-Band 30
Mechanozeptor 2
Mediastinum 50
Mittelhandknochen 40
Motoneuron 5
Muscle Energy 12
Myofascial Release 12
Myotom 4, 6, 34, 74

N
Normotomie 4

O
Oberschenkel 23
Okziput 48, 74
Oszillation 7ff, 11, 16, 18, 23ff, 31ff, 42ff, 57, 63ff, 72

P
Palpation 2, 82
Perikard 46, 50
Plantargewölbe 53
Primärer Respirationsmechanismus 9
Propriozeptor 2
Punkt, retrotrochantärer 59

Q
Querfortsatz 79ff
Quergewölbe 21, 53, 55

R
Referenzpunkt 37, 39
Reflexschwelle 5
Reflexzone 22
Reizquelle 6
Release, myofascial 12
Resilienz 7, 16
Respirationsmechanismus, primärer 9
Restriktion 17, 23, 64
Rigidität 7, 13, 16, 31, 49, 67
Rippe 31, 33, 36, 46ff, 77, 80
Rückenlage 16ff
Rumpf 77

S
Sakrum 67, 69ff
Schädelsphäre 74
Schlüsselgewölbe 53
Schulter 24, 34, 44
Schultergürtel 42, 49
Sequenz 12
Skalenuslücke 50
Skapula 35
Sklerotom 4, 6, 34, 74

Spannungsaufbau
  reziproker 12
  gekreuzter 68
Spannungsausgleich 14
Spiraltorsion 53
Sternum 31, 44, 46
Still, Andrew Taylor 2, 84
Still Point 13
Strain 9
Strain-Counterstrain 12
Synergie 44

T
Tai Chi 7
Therapie, ganzheitliche
  osteopathische (GOT) 1
Trochanter 28, 59

U
Unterschenkel 23
Ureter 63

V
Viszerotom 6, 34, 74
Vorspannung 42
  longitudinale 36

W
Wernham, John 1
Wirbelsäule 19, 63, 67

Z
Zink, Gordon 1
Zirkumduktion 26ff, 42, 48, 58ff, 61ff, 72ff
Zone
  inhibierte 7
  faszilitierte 7